JN065852

第3版

臨 床 研 修

わたしたちのなんでも手帖

監修

正岡直樹

執筆

青野抄子　秋田 護　池田 迅　諸岡雅子

新井由佳利　市川智香子　中山裕貴　松田慶士

MEDICAL VIEW

本書では，厳密な指示・副作用・投薬スケジュール等について記載されていますが，これらは変更される可能性があります．本書で言及されている薬品については，製品に添付されている製造者による情報を十分にご参照ください．

Handbook of Anything You Need in Clinical Study and Training, 3rd edition
(ISBN 978-4-7583-1790-0 C3047)

Editor : Naoki Masaoka

2009. 9. 1 1st ed.
2013. 10. 1 2nd ed.
2020. 10. 1 3rd ed.

©MEDICAL VIEW, 2020
Printed and Bound in Japan

Medical View Co., Ltd.
2-30 Ichigaya-honmuracho, Shinjuku-ku, Tokyo, 162-0845, Japan
E-mail ed@medicalview.co.jp

研修医へ贈る 10カ条

1 迷ったら上級医にホウ・レン・ソウ!
(報告・連絡・相談)

2 積極的に何でもやってみよう!
フットワークを軽く!!

3 聞いても怒られないのは今だけ。
わからないことはどんどん聞こう。

4 失敗してもヘコまない。
患者さんの命にかかわるような失敗は絶対いけないが,
そうでなければ反省して, 次回に活かせばいい。

5 一番患者さんに近いのは君だ。たくさん接してみよう。
そこで得られる情報がすごく大切なことも多い。

6 「研修医といえども医者」という自覚をもとう。
患者さんからは1人の医者として見られています。

7 見た目も重要。
清潔感をもって小綺麗に。爽やかドクターを目指そう。

8 行きたい科が決まっていても, いろいろな科を回ろう。
きっと後から役に立つよ。

9 同期を大切に! 今も将来も最高のパートナー。
進む道が違っても, 困ったときは同期が助けてくれるよ。

10 つらかったら誰かに相談しよう。
せっかくの研修期間, 楽しもう!
1人で抱え込まないで。

研修医の仕事

カンファレンス

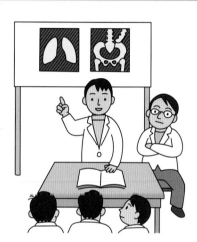

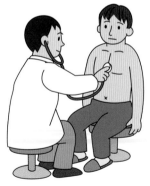

診察

カルテ書き

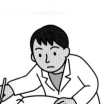

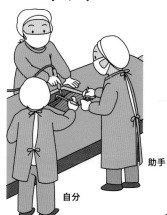

入院患者さんが入ったら，
まず顔を見に行きましょう。
すぐ処置が必要そうでなければ，
カルテ作りや指示出しをしましょう。

回診のときは，
一番重症な人から
回りましょう。

自ら仕事を
探しましょう。

オペレーター

手術助手

助手

自分

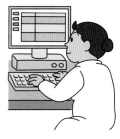

処方・指示出し

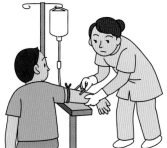

採血，ルートキープ

わたしたちがわからなかった
臨床で使われる用語・略語

用語・略語	欧文スペル
血液	
マルク	Mark（独語）
神経	
アポる	apoplexy
ルンバール	lumbar puncture
SAH（ザー）	subarachnoid hemorrhage
循環器	
アカイネーシス	akinesis
アシナジー	asynergy
アタック	attack
エイシストリー	asystole
エンボリ	emboli（embolus の複数）
ダイセツ	aortic dissection
タキる	tachycardia
デコ	decompensation
ハイポカイネシス	hypokinesis
フラッター	flatter
ブラディ	bradycardia
ACS	acute coronary syndrome
af	atrial fibrillation／atrial flatter
AMI	acute myocardial infarction
CHF	chronic〈congestive〉heart failure
DC	direct current defibrillator
ECG	electrocardiogram
fib（フィブ）	fibrillation
HT（N）	hypertension
IE	infectious endocarditis
IHD	ischemic heart disease
OMI	old myocardial infarction

用語・略語	欧文スペル
PAF (パフ)	paroxysmal atrial fibrillation
PE	pulmonary embolism
TEE	transesophageal echocardiography
TTE	transthoracic echocardiography

呼吸器

用語・略語	欧文スペル
アズマ, アストマ	bronchial asthma
アテレク	atelectasis
スポンタン	spontaneous pneumothorax
ディスプネア	dyspnea
ハイパーベンチ	hyperventilation
ブロンコ	bronchoscopy
IP	interstitial pneumonia
PF	pulmonary fibrosis
Tb (テーベー)	Tuberculosis (独語)

消化器

用語・略語	欧文スペル
アッペ	appendicitis
ジギ (または, ジギタール)	digital rectal examination
ストマ	stoma
ディフェンス	defence
パーフォレーション	perforation
プンク	puncture
ヘモ	hemorrhoid
ラプチャー	rupture
b/s	bowel sound
CF	colon fiberscopy
GE	glycerin enema
GIF	gastro-intestinal fiberscopy
MDL	Magendurchleuchtung(独語)

産婦人科

用語・略語	欧文スペル
エクトピー	ectopic pregnancy
カイザー	Kaiser Schnitt (独語)

意味
発作性心房細動
肺血栓塞栓症
経食道心エコー
経胸壁心エコー
気管支喘息
無気肺
(自然) 気胸
呼吸困難
過換気症候群
気管支鏡検査
間質性肺炎
肺線維症
結核
虫垂炎
直腸指診
人工肛門
(筋性) 防御
(消化管) 穿孔
穿刺
痔
破裂
腸管蠕動音
下部消化管内視鏡
グリセリン浣腸
上部消化管内視鏡
胃透視検査
子宮外妊娠
帝王切開

用語・略語	欧文スペル
コップ	Kopflage〈独語〉
AUS（アウス）	Ausräumung〈Auskratzung〉〈独語〉
BEL（ベッケン）	Beckenendlage〈独語〉
C/S（c/s）	cesarean section
PROM（プロム）	premature rapture of membranes
内分泌代謝	
DM（または，ディアベ）	diabetes mellitus
HLP	hyperlipidemia
HUA	hyperuricemia
耳鼻科	
エピグロ	epiglottis
精神科	
シゾ	schizophrenia
デプレ	depression
小児科	
インバギ	invagination
診察・カルテ	
アナムネ	anamnesis
オブザーブ	observe
コンサバ	conservative
cc)	chief complaint
n.p	nothing particular
PI)	present illness
PE)	physical examination
PH)	past history
s/o	suspect of
指示書	
ズポ，サポ	suppository
div	drip infusion into vein
drip	drip infusion into vein
im	intramuscular injection

意味
頭位
子宮内容除去術
骨盤位
帝王切開
前期破水
糖尿病
高脂血症
高尿酸血症
喉頭蓋
統合失調症
うつ病
腸重積
予診, 問診
経過観察
経過観察
主訴
特に異常なし
現病歴
身体所見
既往歴
疑い
坐薬
点滴静注
点滴静注
筋肉注射

用語・略語	欧文スペル
iv	intravenous drip
M・T・A・vds	Montag, Tag, Abend, vor dem Schlafen (独語)
NS	normal saline solution
p.o.	per os (ラテン語)
s.c.	subcutaneous injection
TZ (ツッカー)	Traubenzucker (独語)
病変部の表現	
アブセス	abscess
コアグラ	coagulation
ステラ	Sterben (独語)
デクビ	decubitus
ネクる	necrosis
ヘマトーマ	hematoma
排泄物の表現	
コー	Kot (独語)
ストール	stool
ハルン	Harn (独語)
処置で使う用語・器具	
クレンメ	
サクション	suction
サーフロ ®	
サンカツ	
テキ (滴)	mL/hr
フォーリー ®	
フレ	Fr (フレンチ)
プロ	Prozent (独語)
ヘパ生 (セイ)	
ワッサー	Wasser (独語)

	意味
	静脈注射
	朝・昼・夕食後・就寝前
	生理食塩水
	内服
	皮下注射
	ブドウ糖液

	膿瘍
	凝血塊
	死亡
	褥創
	壊死
	血腫

	便
	便
	尿

	チューブについている 栄養剤の速度調節をする滑車のネジ
	吸引
	静脈内留置針（商品名）
	三方括栓
	mL/h
	尿道カテーテル（商品名）
	チューブ等の直径を表す単位：4Fr=1mm
	%
	ヘパリン加生食
	蒸留水

用語・略語	欧文スペル
FM	face mask
NC	nasal cannula
侵襲的処置	
イー入り (E 入り)	
ゲージ (G)	gauge
ナート	Naht (独語)
科の呼び方	
ウロ	urology
ギネ	gynecology
コラーゲン	collagen
ジゲ (コゲ)	
プシコ	psychopathology
ヘルツ	Herz (独語)
ルンゲ (コゲ)	Lunge (独語)
マンマ	mammary
その他一般用語	
アンギオ	angiography
エッセン	Essen (独語)
エンハンス	enhance
カンファ	conference
ゲフ	gefriel
ケモ	chemotherapy
ゼク	Sektion (独語)
テーパリング	tapering
ムンテラ	Mund Therapie (独語)
モヒ	morphine
ワイセ	weiß Zellen (独語)
ワゴる	vagovagal reflex
DNAR	do not attempt to resuscitate
DNR	do not resuscitate
I.C.	informed consent

意味
フェイスマスク
鼻カニューレ

エピネフリン入りキシロカイン
針の太さの単位
縫合する

泌尿器科
婦人科
膠原病内科
小児外科
精神科
循環器内科
呼吸器外科
乳房，乳腺外科

血管造影
食事
造影
カンファランス
術中迅速診断
化学療法
病理解剖
（ステロイドなどを）少しずつ減量すること
患者・家族への病状説明
モルヒネ
白血球（WBC）
迷走神経反射
蘇生措置拒否
（癌などの）蘇生拒否
インフォームドコンセント

第3版

序　文

　2009年9月に初版として上梓した『臨床研修　わたしたちのなんでも手帖』は，2013年の改訂を経て，ここに第3版が完成した。会食時の何気ない会話から誕生した本書であるが，実際の臨床現場で経験して必要とした内容を研修医自身が執筆し，後進に伝承するというスタンスが毎年新しく臨床研修を開始する諸君に受け入れていただき増刷を繰り返し，さらには韓国語版も作られたことは監修者として喜びに堪えない。また私自身は定年退職を迎えたが，執筆者たちは今や現場の最前線で責任者となって活躍してくれていることも頼もしい限りであり，彼らの益々の発展を祈ってやまない。

　さて，日進月歩のmedical technologyの進歩によって病態の把握は比較的容易になってきたものの，疾患や複合病態の理解などは複雑化し，専門領域を超えた基本的な学習の必要性が益々重要になっており，初期臨床研修の意義はまさにここにあると考える。本書も時代の流れに沿うべく，第2版発刊にあたっては当時の初期研修医から意見をいただき，それを反映したが，今版では新たに4人の初期研修を終えたばかりの気鋭の執筆者に加わっていただいた。新規項目が加わるとともに各単元も brush up され，より正確で充実した内容となった。

　情報ネットワークが普及し，医療の世界においても情報が氾濫しており，その中には不正確なものも錯綜し，その取捨選択に悩むこともある。ペーパーレス時代の今にあっても常時携帯し，いつでもどこでも知識・手技の確認，再確認ができる本書の意義は小さくない。

　ご存知のように政府の働き方改革は医療の分野にも及び，医師の過重労働環境，健康確保が大きな問題となっている。私が医師になった頃は長時間が働くことが美徳のような時代であり，それなりの意義があったことは否定しないが，2024年4月の制度運用開始に向けて，今後，医師の勤務時間は間違いなく短縮されていく。貴重な研修時間を有意義に，しかも全力で取り組んでもらうための一助として本書が役立つであろうことを確信している。

　最後に初版から今日まで難しい編集に尽力してくださったメジカルビュー社 石田奈緒美氏に改めて御礼申し上げる。

2020年8月

COVID − 19の対応に追われつつ

正岡直樹

改訂**2**版

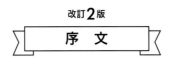

序 文

　『臨床研修　わたしたちのなんでも手帖』を上梓してから早いもので4年という時間が経過した。この間, 実に多くの初期研修医諸君に暖かく迎えられ, 研修の場において多少の便利を提供する小冊子として大方の好評を得てきたことは望外の喜びであった。

　初版は執筆者諸氏が, 実際の初期臨床研修の現場にあって, そこで体得した研修の際のいわば「コツ」といったものを持ち寄り, 「研修のとき, こんな本があったら便利」という観点から生み出されたものである。これが他のマニュアル本とは一線を画し, 多くの諸君に受け入れられる要因になったものと考えている。

　執筆者たちは, この4年間は初期研修医の指導者として活躍してきた。今回の改訂は, 最新の知見に加え, 彼らの経験に裏打ちされた項目が新たに追加され, オールカラーの印刷とも相まって, より充実した内容となった。そのために若干の頁増となったものの, 「手帖」として「いつも手もとに置いて, 心覚えのためにさまざまの事柄を記入する小形の書籍」の体裁は保持できた。

　本書をすべての初期研修医が白衣のポケットにしのばせて研修の充実に役立ててくれればと祈念している。

　最後に, 頼もしい医師に成長してくれた4人の執筆者に敬意を表するとともに, 若い医師達からの無理な注文を快く受け入れ, 今回も原稿の取りまとめから刊行に至るまで尽力されたメジカルビュー社石田奈緒美氏に深謝する。また, 改訂にあたり貴重な意見を提供してくれた東京女子医科大学八千代医療センター初期研修医の諸君にもこの紙面を借りて御礼申し上げる。

2013年8月

正岡直樹

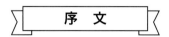

初版

序　文

　日本大学医学部附属病院には初期臨床研修医のためのアドバイザー制度というものがある。医師としてのprofessional careerを開始したばかりの研修医が順調に研修医生活を送るために，指導医が専門とする科を超えて，主に精神的なサポートをするものであると私自身は理解している。

　本書を執筆した4名の初期研修時代に，彼らを含む実に8名の研修医から，アドバイザーとして指名していただいた。ときどきその研修医諸君と会食し，研修状況などの話をしていくなかで，2年間の貴重な経験を何か記録に残してみないかということになり完成したのが本書である。

　2001年に制定された医学教育モデル・コア・カリキュラムや，2005年から始まった研修医の各科ローテーション必修研修など新しい制度が開始され，研修医向けの各種手引書，マニュアルが氾濫していることは周知の事実である。しかし本書は当初の狙いどおり，これらとは一線を画するものとなったと自負している。ここに掲載された内容は彼らがまさに研修の現場で得た知識である。従来の教科書などには記載されず，先輩医師，看護師の方々から直接教えを受け，それらをメモし，そして自分のものとしてきた実践的なことが中心となっている。

　監修しつつ，自分自身が医学部卒業後初めて臨床の現場に放り出された当時のことが懐かしく思い出された。当時，このような本があれば役立っただろうなと思わせる仕上がりになっている。本書が初期研修医の必携の書となり，日常診療の現場で役立つことを祈念している。

　最後に，超がつくほど忙しい臨床の合間に執筆してくれた4人の先生方に敬意を表するとともに，本書の出版にあたって尽力されたメジカルビュー社石田奈緒美氏に深謝する。

2009年7月

正岡直樹

臨床研修 わたしたちのなんでも手帖

第3版

Contents

Chapter 1 病棟の仕事

付録

化学療法の知識

処置・手技に使う器具

本書では，薬剤名は基本的に商品名で表記しています。

執筆者一覧

監修

正岡直樹 　東京女子医科大学八千代医療センター
　　　　　母体胎児科・婦人科特任教授

執筆者 （五十音順）

【第1版・改訂第2版】

青野 抄子 　六本木ヒルズクリニック婦人科

秋田 護 　Wi clinic 銀座院 院長

池田 迅 　日本大学病院内科

諸岡 雅子 　池羽レディースクリニック（産婦人科）

【第3版】

新井 由佳利 　日本大学医学部形成外科専修医

市川 智香子 　日本大学医学部糖尿病代謝内科専修医

中山 裕貴 　長崎大学病院医療教育開発センター専修医

松田 慶士 　日本大学医学部耳鼻咽喉・頭頸部外科専修医

Chapter

1

病棟の仕事

外来から入院までの流れ

| 患者の診察・検査 |

  入院が必要！

↓

| 入院オーダーを入力（病室や食事内容（→p.24〜29）などを記載） |

↓ 患者さんが病棟に来たら…

| ・入院時の患者さんの身体所見をとる。
・入院診療計画書を作成し，患者さんに説明する。　→❶
・患者さんの状態に合わせて入院時指示を入力する（→p.18〜23） |

↓

| 持参薬があれば必要に応じて処方する。 |

検査や手術によっては持参薬を休薬する場合もあるため，
処方前に必ず確認しよう。（→p.21，48〜49）

↓

| 方針に従って検査ないし治療へ。 |

→❶ **入院診療計画書**
入院の際に，医師，看護師，その他必要に応じ関係職種が共同して総合的な診療計画を策定する必要がある。
7日以内に文書により病名，症状，治療計画，検査内容と検査日程，手術内容と手術日程，推定入院期間等について説明を行う。忘れないように入院した日に作成することが多い。

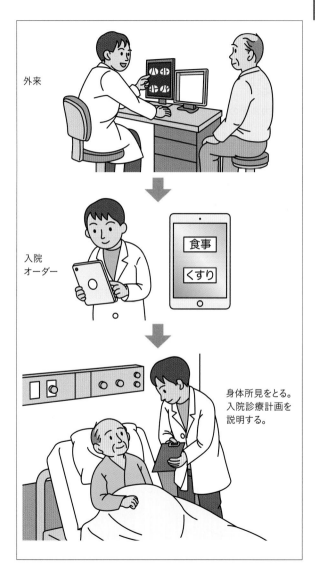

外来

入院
オーダー

食事

くすり

身体所見をとる。
入院診療計画を
説明する。

基本的な記入例

先輩からの
アドバイス

施設ごと，科ごとに書式・用紙が決まっていることもあるので，それぞれの場合に従いましょう。以下は基本的な記入例です。

●入院カルテの記入例

〈主訴〉 →❶

腹痛，吐血

〈現病歴〉 →❷

○○○○年○月○日より腹痛出現。その後も腹痛は持続。特に食後に痛みが強くなる傾向があった。また，腹痛が出現する1カ月ほど前より仕事が忙しくてストレスを強く感じていた。食事もとらないことがあった。便は普通便で，色も変わりなかった。

△△△△年△月△日，夕食後突然吐血し，救急隊要請。当院救急外来受診。上部消化管出血疑いで，内視鏡検査，止血等の治療目的に即日入院となった。

〈既往歴〉 →❸

□□□□年□月　　胃炎にて内服治療

〈入院時現症〉 →❹

Level clear，BP 104/60mmHg，HR 96/分，RR 18/分，
BT 36.2℃，SpO$_2$ 99%（room air）

顔色不良　conj　b：not icteric　p：anemic

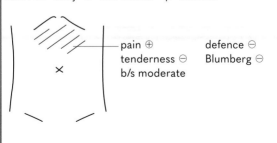

pain ⊕　　　　defence ⊖
tenderness ⊖　　Blumberg ⊖
b/s moderate

→ **❶** まずは主訴。
患者さんの訴えをなるべくそのまま書くようにする。

「これは書かなくてもいいかな?」という
ような小さなことも重要な場合がある。

→ **❷** 今回の主訴の発生や受診・入院に至るまでのストーリーを
書く。なるべく時系列に沿ってわかりやすく記載する。長
過ぎず，でも不足がないようにうまくまとめるのが理想的
(といっても難しい・・・)。

→ **❸** 今までかかった病気，ケガ，手術をしたことがあるか，持
病(高血圧，糖尿病 etc.)があるか，等を書く。ここでも「今
回のことには関係ないな」と思うことも記載しておく。

→ **❹** **入院時の身体所見**
例は簡単に書いてあるが，陰性所見(神経症状⊖，など，否
定できる所見)も鑑別診断のためにちゃんと書いた方がよ
い。

病院ごと，科ごとに決まった記入用シートがあることが多い。

略語 BP：blood pressure　血圧，HR：heart rate　心拍数，
RR：respiratory rate　呼吸数，BT：body temperature　体温，
conj：conjunctiva　結膜，b (bulb)：bulbar　眼球，
p (palp)：palpebral　眼瞼，b/s：bowel sound　腸音

SOAP方式による入院後経過

●喘息で入院した患者さんの例

4/5
（月）

Ⓢ 息苦しさはよくなった。食欲はある（食事全量），痰はよく出ている。 →❶

Ⓞ BT 36.2℃　SpO₂ 98%（NC 2L下）→❷
HR 80/分　RR 24/分　BP 124/72mmHg

conj b：not icteric（黄疸なし）　p：not anemic（貧血なし）

chest　Hs　no murmur
　　　　Ls　呼気終末に wheeze ⊕

abd　b/s　moderate, tenderness ⊖

legs　edema（下腿浮腫）⊖/⊖

〈chest X-P〉→❸

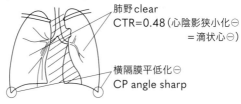

肺野 clear
CTR=0.48（心陰影狭小化 ⊖＝滴状心 ⊖）

横隔膜平低化 ⊖
CP angle sharp

Ⓐ #気管支喘息
- ソル・メドロール　40mg/回，1日4回，点滴中
- フルタイド　吸入，1日3回行っている。
- wheeze をまだ聴取するが，呼吸困難は改善している。

Ⓟ ● 酸素 off とする。off 後も SpO₂ 98% 以上保てており，このまま room air で経過をみる。
- 今後ソル・メドロールを漸減していく。

→
❶
S Subjective data：主訴，患者さんの訴えを書く
<small>主観的データ</small>

O Objective data：診察所見，バイタルサイン，検査デー
タなど
<small>客観的データ</small>

A Assessment：現在の患者さんの状態の評価，考察

P Plan：今後の計画，対応

→
❷
O その他
・ドレーンの入っている人　→　排液の量・性状
　（胸腔ドレーンでは　→　air leak の有無も）
・心・腎疾患，脱水，禁食
　術後など厳密な水分量の　　→　尿量・体重の変化
　調節を必要とする人
・血液ガス分析（BGA）

など，チェックすべき点は記載する。

→
❸
その日の画像所見，血液検査所見などもカルテに記載する。

患者さん，その家族へインフォームドコンセント（I.C.）を行っ
た際には，その内容も必ず記載する。
いつ，誰が，誰に I.C. したか，同意が得られたかも記載。

先輩からの
アドバイス

電子カルテでは安易なコピーは注意！
必要のない検査までオーダーしてしまう
ことがあります（保険が通らないことも！）

略語
conj：conjunctiva　結膜，b（bulb）：bulbar　眼球
p（palp）：palpebral　眼瞼
BGA：blood gas analysis　血液ガス分析
CTR：cardiothoracic ratio　心胸郭比
CPA：costophrenic angle　肋骨横隔膜角

胸部聴診所見の書き方

> 聞こえる感じ

Ls (lung sound) →❶

coarse crackles	（湿性ラ音）ゴロゴロ
fine crackles	（捻髪音）バリバリ
wheeze	（乾性ラ音，笛声音）ヒューヒュー
rhonchi	（呻吟音）いびきのような音

Hs (heart sound) →❷

systolic murmur	（収縮期雑音）
diastolic murmur	（拡張期雑音）
continuous murmur	（連続性雑音）

（拡張中期雑音）middiastolic murmur
（前収縮期雑音）presystolic murmur

●心雑音の聴取される部位

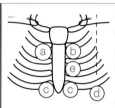

a. 大動脈弁領域：胸骨右縁第2肋間
b. 肺動脈弁領域：胸骨左縁第2肋間
c. 三尖弁領域：胸骨下端部領域
d. 僧房弁領域：心尖部（心尖拍動部または左鎖骨中線上，第5肋間）
e. Erbの領域：胸骨左縁第3肋間

●心雑音の音量（Levine分類）

Levine Ⅰ度：聴診器を当てた最初の数秒は聞こえず，注意深く聴診したときだけ聞こえる。
Ⅱ度：聴診器を当てた途端に聞こえるが，弱い音
Ⅲ度：明瞭に聴取できる中等度の雑音（Ⅱ度とⅤ度の中間で弱い雑音）
Ⅳ度：Ⅱ度とⅤ度の中間で強い雑音（Ⅲ度に比べて耳に近く聞こえる）
Ⅴ度：聴診器で聞くことのできる最も大きな雑音（聴診器を胸壁から離すと聞こえなくなる）
Ⅵ度：聴診器を胸壁から離しても聞こえる雑音

III音とIV音は心尖部，左側臥位で聴取しやすい。
両方が聴取できることをgallop rhythmという。

●過剰心音（III音とIV音）

・**III音**：心臓が拡大することで，拡張早期の血液流入による
　　　　衝撃が心室で吸収できずに生じる音。
　例）DCM（拡張型心筋症），MR（僧帽弁閉鎖不全症），心不
　　　全など
　＊健康な若年者でも生理的に聴取できることがある。
・**IV音**：心臓が肥大することで，心房収縮による圧力を心室
　　　　で吸収できずに生じる音。
　例）HOCM（閉塞性肥大型心筋症），AS（大動脈狭窄症），心不全など

Ls（lung sound；肺雑音）

左頁の表現と，"吸気""呼気"がいつ聞こえるかを組み合わ
せて，

「両下肺野に，吸気終末に coarse crackles を聴取する」

「両肺野に，努力呼気時 wheeze を聴取する」

などと書く。

Hs（heart sound；心雑音）

部位，雑音の種類，音量を組み合わせて

「大動脈弁領域に，Levine III度の systolic murmur を聴取
する」

などと表現する。
心雑音は，雑音の種類と聴取される部位から弁膜疾患の種
類を診断できる［上記なら AS（大動脈弁狭窄症）を疑う］。

聞き方には修行が必要。研修医でも
systolic murmur は発見しやすいでしょう。
あとは成書で詳しく勉強しましょう。

AS：aortic valve stenosis　大動脈弁狭窄症
DCM：dilated cardiomyopathy　拡張型心筋症
MR：mitral regurgitation　僧帽弁閉鎖不全症
HOCM：hypertrophic obstructive cardiomyopathy　閉塞性肥大型心筋症

腹部所見の書き方

●診察所見の書き方 →❶

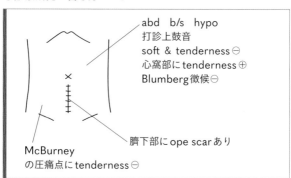

abd b/s hypo
打診上鼓音
soft & tenderness ⊖
心窩部に tenderness ⊕
Blumberg徴候 ⊖

臍下部に ope scar あり

McBurney
の圧痛点に tenderness ⊖

●腹部 X 線所見の書き方 →❷

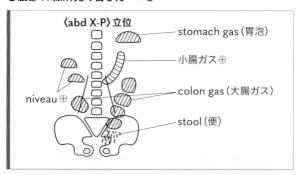

〈abd X-P〉立位

stomach gas（胃泡）

小腸ガス ⊕

colon gas（大腸ガス）

niveau ⊕

stool（便）

 略語　abd：abdomen　腹部

腹部の診察は以下の順に行う。

> **①視診**
> ・平坦 (flat)
> ・膨隆
> ・ope scar (手術痕) の有無
> ・腹壁静脈の怒張など

↓

> **②聴診**
> ・b/s (bowel sound)：腸蠕動音
> hypo (減弱＝1分間に5回未満)
> moderate (普通＝1分間に5回以上)
> hyper (亢進＝常に聴取)
> 他，metalic sound (金属性音：単純性イレウスで
> 聴取する"キーン"という音)

↓

> **③打診**
> ・鼓音 (ガス)・濁音 (腹水など)

↓

> **④触診**
> ・soft (軟らかい)
> ・tympanic (パンパン)
> ・板状硬 (板みたいに硬い)
> ・tenderness (圧痛)　⎫
> ・Blumberg (反跳痛)　⎬ 有無
> ・defence (筋性防御)　⎭

 立位か臥位かに注意

> 立位　→　ニボー (境面像)，free air の有無をみる。
> 臥位　→　腸管ガス，便がよりみやすい。
> ・ニボーの有無，小腸ガスの有無が，イレウスなど病的なものか
> どうかのカギ。

> 最低限，これらの有無はチェックしましょう。

神経学的所見の書き方

コピーして使ってください（書き込むだけでOK）

〈意識レベル (cons level)〉
- **意識**：清明，異常
  JCS　-　, GCS　-
- **見当識**　場所→　　　　　　名前→
  　　　　　日にち→

〈言語〉
  失語（　），構音障害（　　）

〈脳神経〉
- **視野欠損**　+　−
- **瞳孔**　　mm／　　mm
- **対光反射**　　　⎰prompt/prompt (迅速)
  (light reflex)　⎱sluggish/sluggish (緩慢)
  　　　　　　　　　　absent/absent (なし)
- **EOM (眼球運動)**：　→❶
  複視：+　−／+　−
  眼振：

右眼　　　　　　　　　　左眼

- **顔面の感覚**
  触覚，痛覚，温度覚

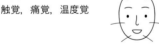

- **facial weakness**：+　−
  前頭筋　　　　／
  眼輪筋　　　　／　　　（まつげ徴候　+　−　）
  口輪筋　　　　／　　　，口角の引き：
- **聴力**　左右差　　+　−
  Weber　　右　　正中　　左　→❷
  Rinne　　+　−／　+　−
- **咽頭反射**：+　−
- **軟口蓋挙上**：　　　　　，カーテン徴候　+　−

緊急の場合
(明らかに麻痺がでている，脳出血などを疑う経過 等)
すべての神経所見をゆっくりとっている暇がないことも
多い。
➡ CTを優先させる。

① 眼振の表記のしかた

注視眼振

	上方視	
右方視	正面視	左方視
	下方視	

○ 眼振なし
⊖ 眼振の存在が疑わしい
→ 左向き水平性眼振
⇨ 振幅が大きな水平性眼振
↦ 高頻度の水平性眼振

↜ 回旋性眼振
⇄ 水平回旋性眼振
↓ 下眼瞼向き垂直性眼振
↑ 上眼瞼向き垂直性眼振
⊙ めまいを伴った回旋性眼振

② 〈Weber〉
前額部に音叉をあて，音の感度を調べる試験
伝音性難聴：病側で大きく聴取
感音性難聴：健側で大きく聴取

〈Rinne〉
陽性：乳様突起で聞こえなくなった後，外耳孔で音を聴取
陰性：乳様突起で聞こえなくなった後，外耳孔で音を聴取
　　　できない

通常は骨導より気導の方が小さい音を聴取できる

- 胸鎖乳突筋　　　 / 　　　, 僧帽筋　　　 /

- 提舌： 　右　　正中　　左
  舌萎縮：　 ＋　　－　, fasciculation：　＋　　－　　　^{線維束れん縮}
  舌運動制限：　＋　　－

〈運動系〉
- MMT　→❸

deltoid (三角筋)	/	OP (母指対立筋)	/
biceps (上腕二頭筋)	/	ODQ (小指対立筋)	/
triceps (上腕三頭筋)	/	IP (腸腰筋)	/
手首WE (背屈)	/	QF (大腿四頭筋)	/
WF (掌屈)	/	TA (前脛骨筋)	/
		TS (下腿三頭筋)	/

- 筋トーヌス　rigidity (筋強剛)　＋　－　（部位　　　）
  　　　　　　spasticity (筋痙縮)　＋　－　（部位　　　）

- その他

上肢Barré徴候　＋　－ / ＋　－
Mingazzini　　　＋　－ / ＋　－
握力　　kg/　　kg

〈感覚系：0〜10で評価〉

触覚　　　　痛覚

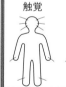

振動覚：左右差　＋　－
　　　　上下差　＋　－
関節位置覚：異常　＋　－ / ＋　－
（部位　　　）

〈反射〉　→❹

Myerson：＋　－ / ＋　－
Jaw Jark：

Hoffmann ＋　－ / ＋　－	Babinski　＋　－ / ＋　－
Trömmner ＋　－ / ＋　－	Chaddock ＋　－ / ＋　－

→
❸
MMT（0～5で評価）

5（normal） 最大の抵抗と重力に抗し，運動域全体にわたって動かせる。

4（good） ある程度の抵抗と重力に抗し，運動域全体にわたって動かせる。

3（fair） 抵抗を加えなければ重力に抗して，運動域全体にわたって動かせる。

2（poor） 重力に抗さなければ運動域全体にわたって動かせる。

1（trace） 筋の収縮がかすかに認められるだけで，関節運動は起こらない。

0（zero） 筋の収縮も認められない。

→
❹
反射の表記のしかた

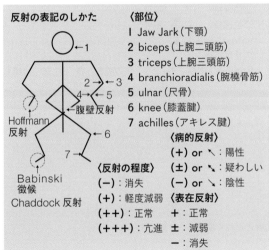

〈部位〉
1 Jaw Jark（下顎）
2 biceps（上腕二頭筋）
3 triceps（上腕三頭筋）
4 branchioradialis（腕橈骨筋）
5 ulnar（尺骨）
6 knee（膝蓋腱）
7 achilles（アキレス腱）

Hoffmann 反射
腹壁反射
Babinski 徴候
Chaddock 反射

〈反射の程度〉
（－）：消失
（＋）：軽度減弱
（＋＋）：正常
（＋＋＋）：亢進

〈病的反射〉
（＋）or ↘：陽性
（±）or ↘：疑わしい
（－）or ↘：陰性

〈表在反射〉
＋：正常
±：減弱
－：消失

略語

MMT：manual muscle test　徒手筋力テスト
IP：iliopsoas (muscle)　腸腰筋
QF：quadriceps femoris　大腿四頭筋
TA：tibialis anterior　前脛骨筋
TS：triceps surae　下腿三頭筋
WE：wrist extension　背屈
WF：wrist flexion　掌屈
OP：opponens pollicis　母指対立筋
ODQ：opponens digiti minimi (muscle)　小指対立筋
DDK：dysdiadochokinesis　反復拮抗運動
FNT：finger to nose test　指鼻試験

〈協調運動〉

DDK(反復拮抗運動)	/	指タッピング	/
FNT(指鼻試験)	/	膝タッピング	/
		膝踵試験	/

〈髄膜刺激徴候〉

・項部硬直　＋　－
・Kernig徴候　＋　－

〈姿勢〉　正常，異常

〈起立，歩行〉

坐位保持　　可　　不可
立位保持　　可　　不可
natural walk：
つぎ足歩行：
Romberg徴候　＋　－（＋の場合：右 or 左　に傾く）

以上よりまとめ
①
②
③
④
⑤

考えられる疾患…

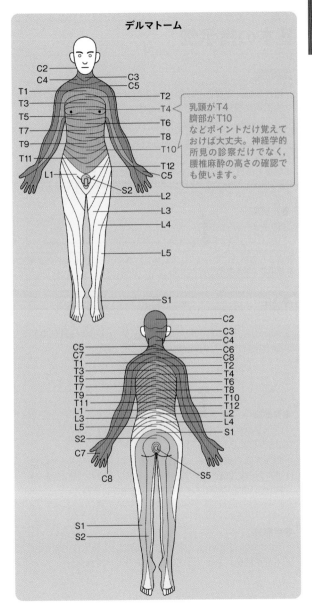

デルマトーム

C2
C4 ——— C3
——— C5
T1
T3
T5
T7
T9
T11
L1
——— T2
——— T4
——— T6
——— T8
——— T10
——— T12
——— C5
——— S2
——— L2
——— L3
——— L4
——— L5
——— S1

> 乳頭がT4
> 臍部がT10
> などポイントだけ覚えて
> おけば大丈夫。神経学的
> 所見の診察だけでなく,
> 腰椎麻酔の高さの確認で
> も使います。

C5
C7
T1
T3
T5
T7
T9
T11
L1
L3
L5
S2
C7
——— C2
——— C3
——— C4
——— C6
——— C8
——— T2
——— T4
——— T6
——— T8
——— T10
——— T12
——— L2
——— L4
——— S1
C8
——— S5
S1
S2

基本の指示例

Point

- ・指示票は，患者さんに起こりうる症状への対処や検査の準備，入院時の管理等を記載するもの。
- →これがないと看護師さんは動けない！
- ・患者さんが入院したら基本的な指示を入れておこう。

薬剤などの指示が適切か必ず上級医に確認しよう。
薬剤の選択については第3章 (p.58～70) を参照。

●安静度
院内フリー

患者さんの状態に応じて"臥床安静"，"車椅子可"，"トイレ洗面可"など細かく活動制限を記入する。

●血圧

下線の薬剤箇所は上級医に確認

①血圧3検
②高血圧時：180/110mmHg以上でアダラートL (10mg) 1T 内服
③低血圧時：sBP 80mmHg以下でDr. call

callがきたら下肢挙上して診察へ。

●発熱時
①クーリングしてください。
②38.5℃以上：
・初回血液培養2セット施行を考慮
・カロナール (200mg)　2T 内服 (6時間以上あけて1日3回まで)
・内服不可時，アセリオ 500mg 15分かけて静注

●疼痛時
①カロナール (200mg)　2T 内服 (6時間以上あけて1日3回まで)
②内服不可時，アセリオ 500mg 15分かけて静注。

病院，配属された科によって指示票の書き方はさまざま。何度か同じ指示を出すうちに覚えていきますが，上級医から「〜の指示出しておいて」と突然言われた時に覚えていないと書けません。
ここでは，基本的な指示の具体例を挙げておきます。

●嘔気時
①プリンペラン（10mg）　1T　内服
②内服不可時，プリンペラン（10mg/2mL）　1A　＋　生食100mL　点滴静注

●不眠時
①レンドルミン（0.25mg）　1T　内服
②内服不可時，アタラックスP（25mg）　1A　＋　生食50mLを30分かけて静注

●不穏時
①リスパダール（1mg）　1T　内服
②内服不可時，セレネース（5mg）　1A　＋　生食50mLを30分かけて点滴静注。

●便秘時
排便 −3日でプルゼニド（12mg）　1T　内服

●酸素投与（術後や呼吸機能が悪い場合に）
①SpO_2モニター監視
②SpO_2 ≦ 92%でO_2 1L/分から投与開始，1L/分ずつup，MAX 10L/分
③SpO_2 ≧ 97%でO_2 1L/分ずつdown，off 可
　（O_2 1〜3L/分：NC，4〜8L/分：FM，8〜10L/分：RM）

●胸痛時（心疾患等既往がある場合に）
①心電図施行
②Dr. call

略語　sBP：systolic blood pressure　収縮期血圧
NC：nasal cannula　鼻カニューレ
FM：face mask　フェイスマスク
RM：reservoir mask　リザーバーマスク

検査前指示

●腹部エコー，経食道心エコー

検査当日，食事待ち

●造影 CT・造影 MRI

検査当日，食事待ち　→❶

●冠動脈 CT

（基本的に造影CTと同様だが，心拍数と同期して撮影を行うため以下を加える）
検査1時間前に心拍数測定。HR 70/分以上でセロケン(20mg)2T 内服。

●上部消化管内視鏡検査　→❷

検査当日，食事待ち

●大腸内視鏡検査　→❷

前日指示
明日大腸内視鏡検査のため，就寝前にマグコロール P 1T 内服。
当日指示
検査当日，食事待ち
朝7時からモビプレップ服用開始。
①モビプレップ1包を1Lの水で溶解する。その後1Lの水を追加し，計2Lにする。
②モビプレップ1Lを1時間かけて内服。その後糖分を含まない水，またはお茶を30分かけて500mL 内服。この間にガスコン(40mg)2T服用。
③便がきれいになったら，ここで終了。便がきれいにならなければ，残りのモビプレップのうち500mLを30分かけて服用。その後水またはお茶を15〜30分かけて250mL服用。
④この時点できれいになればここで終了。きれいにならなければ③をもう一度繰り返す。

→
① 検査前後2日間はビグアナイド系血糖降下薬の内服は中止すること！ 乳酸アシドーシスを引き起こす可能性がある。

→
② 生検やESD施行を考慮する場合，抗血栓薬は予め中止すること！

> 施設によって同意書の必要性が異なる場合もある。検査前に必ず確認しよう。

同意書が必要な検査

侵襲がある検査やプライバシーに関わる検査には同意書が必要。

・感染症採血（HIVなど）
・造影CT
・単純・造影MRI
・経食道心エコー
・上部消化管・大腸内視鏡検査
・核医学検査

●消化器内科検査時の抗血小板薬・抗凝固薬の休薬（単独投与の場合）

投薬の変更は内視鏡に伴う一時的なものにとどめる。

内視鏡検査 単独投与	観察	生検	出血低危険度	出血高危険度
アスピリン	◎	○	○	○ または 3〜5日休薬
チエノピリジン	◎	○	○	ASA, CLZ置換 または5〜7日休薬
チエノピリジン以外の抗血小板薬	◎	○	○	1日休薬
ワルファリン	◎	○ 治療域	○ 治療域	ヘパリン置換
ダビガトラン	◎	○	○	ヘパリン置換

◎：休薬不要　　○：休薬不要で可能

（藤本一眞ほか：抗血栓薬服用者に対する消化器内視鏡診療ガイドライン．日本消化器内視鏡学会雑誌，54：2095，2012より引用）

略語　ESD：endoscopic submucosal dissection　内視鏡的粘膜下層剝離術
ASA：Aspirin　アスピリン
CLZ：cilostazol　シロスタゾール

糖尿病患者さんへの指示

●基本的な血糖管理指示

①血糖3検（就前にインスリンを投与している人など患者さん
  に応じて4検にすることもある）
②低血糖時：
  80mg/dL未満なら
  ・食事前の場合は食事を早めてください。
  ・血糖80mg/dL未満：ブドウ糖 10g内服
  ・血糖50mg/dL未満：ブドウ糖 20g内服
  ・内服不可時，20%ブドウ糖 40mL，静注
  30分後に再検し，血糖80mg/dL以上なら経過観察。

●決め打ち

糖尿病でインスリンを導入している患者さんに対し，インス
リンの種類，投与量，投与回数（朝食前 - 昼食前 - 夕食前 -
就前）を指示票に書く。
例）ノボラピッド（4-4-4），トレシーバ（0-0-0-12）
→ノボラピッドを朝食前に4単位，昼食前に4単位，夕食前に4
単位，トレシーバを就前に12単位投与してくださいという意味。

●スライディングスケール

血糖コントロールが悪い患者さんや禁食（絶食）患者さん，術
後糖尿病薬の内服ができない患者さんに対し，血糖値でイン
スリン量を決める。
例）ヒューマリンR
  201〜 250mg/dL   2単位
  251〜 300mg/dL   4単位
  301〜 350mg/dL   6単位
  351〜 400mg/dL   8単位
  401〜 450mg/dL   10単位
        451mg/dL以上 Dr. call
・血糖80mg/dL以下または症状あるとき ブドウ糖 10g 内服

●インスリンの種類

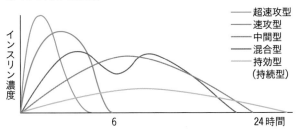

		作用発現時間	最大作用時間	持続時間
超速攻型	ノボラピッド	10〜20分	1〜3時間	3〜5時間
	ヒューマログ	25分未満	30分〜1.5時間	3〜5時間
	アピドラ	15分未満	30分〜1.5時間	3〜5時間
速攻型	ノボリンR	30分	1〜3時間	8時間
	ヒューマリンR	30分〜1時間	1〜3時間	5〜7時間
中間型	ノボリンN	1.5時間	4〜12時間	24時間
	ヒューマリンN	1〜3時間	8〜10時間	18〜24時間
混合型	ノボラピッド30ミックス	10〜20分	1〜4時間	24時間
	ノボリン30R	30分	2〜8時間	24時間
持効型（持続型）	ランタス	1〜2時間	明らかなピークなし	24時間
	レベミル	1時間	3〜14時間	24時間
	トレシーバ	1〜2時間	明らかなピークなし	26時間

入院食の決め方

カロリーの決め方

●簡易

最適BMI

(患者の身長 (m))^2 × 22 × (25〜30)

標準体重

生活強度に応じて。
安静など動きが制限されていれば25，
比較的普通の生活をしているなら30 。

● Harris-Benedict の式

男性　BEE = 66.47 + 13.75 × 体重(kg) + 5.0 × 身長(cm) − 6.76 × 年齢
女性　BEE = 655.1 + 9.56 × 体重(kg) + 1.85 × 身長(cm) − 4.68 × 年齢

● TEE（total energy expenditure）；全エネルギー消費量

TEE = BEE × activity factor × stress factor
activity factor：寝たきり1.0，歩行可1.2，労働1.4〜1.8
stree factor：ストレスなし1.0
手術：軽度1.1，　中等度1.2，　高度1.8
外傷：骨折1.35
感染症：軽度1.2，　中等度1.5

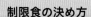 食上げについては
p.51を参照

制限食の決め方

●健常者の推定エネルギー必要量（目安）

＜男性＞ 若年：2,300〜2,700 kcal
高齢：1,800〜2,100 kcal

＜女性＞ 若年：1.700〜2,000 kcal
高齢：1,400〜1,650 kcal

（参考：厚生労働省健康局健康科栄養指導室2019年）

●塩分制限食（高血圧症・脂質異常疾患）

6 g/日未満の塩分摂取を目標とする。

＜塩分摂取量（目標）＞ 健康成人男性：8 g/日未満

健康成人女性：7 g/日未満

●糖尿病患者さんの食事療法（成人）

BMI＝22の場合の体重を算出し，生活活動強度（→❶）に応じて
適正摂取総エネルギーを決める。

BMI
（標準体重（kg）＝22×身長（m)²）

＜三大栄養素＞
カロリー比：糖質55〜60%
蛋白質15〜20%
脂質20〜25%

❶ **生活活動強度**
軽労働：25〜30 kcal
中間労働：30〜35 kcal
重労働：35〜 kcal

●腎不全患者さんの食事（蛋白制限）

CKDステージ3a（GFR45〜59）	0.8〜1.0 g/日
ステージ3b，4，5（GFR44以下）	0.6〜0.8 g/日
ステージ5D（透析治療中）	0.9〜1.2 g/日

●透析患者さんの食事

＜血液透析＞
エネルギー：30〜35 kcal/kg（標準体重）/日
蛋白質：0.9〜1.2 g/日
塩分：6 g/日未満
カリウム2,000 mg/日以下

＜腹膜透析＞
塩分：除水量（L）×7.5＋尿量（L）×5
カリウムは高K血症がない限り制限なし。

 略語　BEE：based energy expenditure　基礎エネルギー消費量

禁食時の補液

●禁食（絶食）3本まわし　→❶

> ・ソルデム 3A　500mL
> 　＋ガスター注（20mg）　1A　→❷
> 　＋ビタメジン注　1V
> 　…0°〜8°，点滴注射　→❸
> ・ビーフリード　500mL
> 　＋ガスター注（20mg）　1A
> 　…8°〜16°，点滴注射
> ・ソリューゲン G（500mL）
> 　…16°〜24°，点滴注射

上記は1セット，1日分の投与量

●禁食（絶食）4本まわし

> ・ソリューゲン G　500mL
> 　…0°〜6°，点滴注射
> ・ソルデム 3A　500mL
> 　＋ガスター注（20mg）　1A
> 　＋ビタメジン注　1V
> 　…6°〜12°，点滴注射
> ・ビーフリード　500mL
> 　…12°〜18°，点滴注射
> ・ソルデム 3A　500mL
> 　＋ガスター注（20mg）　1A
> 　…18°〜24°，点滴注射

電解質の補正は→p.29

上記は1セット，1日分の投与量

→① "3本まわし"は、500mLの点滴を1日3本投与すること。
1本8時間×3本＝24時間（日）
"4本まわし"は同じく500mLの点滴を1日4本投与する。

→② 細胞外液（ラクテック，ポタコール，ソルラクト），維持液
（ソリタ-T3，KN3号，ソルデム3A）を使い，ビタミン（特
にVit B₁），H₂ブロッカーを加える。　禁食すると，それだ
けで胃腸への負担はかなり増加するため。

→③ °は時間を表す。　0°〜8°＝(午前)0時〜8時

基本的な輸液量

（体重）	（1日量）
10kgまで	100mL/kg
10〜20kg	1,000mL＋(体重−10)×50mL/kg
21kg以上	1,500mL＋(体重−20)×20mL/kg
例えば，12kgの場合	1,000＋2×50＝1,100mL
60kgの場合	1,500＋40×20＝2,300mL

その他 点滴ポイント；打ち消し

糖尿病の患者さんにブドウ糖の入った輸液を使用する場合，
輸液による血糖上昇を抑えるためにインスリンを混ぜること
がある。
5gあたり1単位が目安となる。

例）グルコース5gに対し，ヒューマリンRを1単位混注する。
ソルデム3A 500mLには，23gのグルコースが含まれる。
よって，4〜5単位のインスリンを混注すればよい。
ただし，最大30単位くらいまで（フルカリック3号はグル
コース250gを含むが，50単位は入れない）

1日必要量

Na	5g
K	3g
ブドウ糖	10g/kg
タンパク質	1g/kg
脂質	0.5g/kg

ちなみに・・・

NaCl	1g＝17mEq
KCl	1g＝13mEq
ブドウ糖	1g＝4kcal
タンパク	1g＝4kcal
脂質	1g＝9kcal

高カロリー輸液

食事摂取できない期間が長期(1週間〜10日以上)にわたると予想される場合,体に必要な栄養素を補給するため高カロリー輸液を投与する。高濃度の栄養輸液で,末梢静脈では静脈炎や血管痛を起こしてしまうため,中心静脈から投与していく。

高カロリー輸液の管理は,導入期・維持期・離脱期に分けられる。

●導入期

糖濃度の低い開始液(エルネオパNF1号液など)から投与し,血糖値をみながら徐々に投与量を増やして経過をみていく。

●維持期

その後,維持液(エルネオパNF2号液など)を用いて1日必要量を投与していく。高カロリー輸液は,糖濃度,含有量,配合成分(アミノ酸,ビタミン,微量元素,脂肪など)によってさまざまな種類がある。患者さんの栄養状態に合わせた製剤を選択していく。

> ビタミンB_1が不足すると乳酸が蓄積してしまうため,高カロリー輸液時はアシドーシスに注意!

●離脱期

高カロリー輸液の急な中止は低血糖を引き起こすリスクがあるため,離脱期は徐々に投与量を減らしていく。また離脱後は,末梢静脈栄養や経腸栄養を併用しながら,経口栄養へと移行する。

電解質の補正

維持輸液（絶食時の1日必要量）

Point

発熱時・嘔吐・下痢や手術後など，水分が失われると思われるときは適宜増量。また，高齢者などには適宜減量を考える。

成人	水分	30〜35mL/kg/日 一般的に1,500〜2,000mL/日
	Na	60〜80mEq/日(1.0〜1.5mEq/kg/日)
	K	30〜40mEq/日(0.4〜0.7mEq/kg/日)

3号液（維持液）を1日4本点滴するとNa，Kはほぼ上記に収まる。
例）ソリタ-T3：500mL×4本/日
　　Na：70mEq/日
　　K：40mEq/日

不足分の計算式

● Na の補正

$$Na\,(mEq/L) = (140 - 血清Na) \times 0.6 \times 体重\,(kg)$$

例えば，血清Na130の場合，50kgの人だったら，
　　$(140 - 130) \times 0.6 \times 50 = 300mEq$となり，
　　300mEq補えばよい。

● K の補正

$$K\,(mEq/L) = (4.5 - 血清K) \times 0.6 \times 体重\,(kg)$$

上記の式で不足分を求めたら，点滴に入っている分を差し引いて，それでも足りない分をNaCl，KCl補正液で補う。

処方例
10% NaCl（2g/20mL）：NaCl 34.2mEq
アスパラK注（1,712mg/10mL）：K 10mEq

・NaCl補正は，1〜2mEq/kg/時 以下
・K補正は，濃度は40mEq/L以下で20mEq/時 以下で投与しよう。
　例）生食500mL＋KCl 20mEqを1時間以上かけて投与

速すぎる投与速度は致死的不整脈を起こしうるので注意！

血液ガス分析(BGA)のポイント

Point

- 血液ガス分析の目的は2つある。
- ・呼吸状態の評価
- ・酸塩基平衡の評価

> $PaO_2 = 100 - 0.3 \times$年齢
> で計算できる。施設によって基準値が変わることがあるので注意!

●基準値

PaO_2(動脈血酸素分圧):80~100mmHg
　　　　　　　　　　60mmHgで呼吸不全
$PaCO_2$(動脈血二酸化炭素分圧):35~45mmHg
pH:7.35~7.45
HCO_3^-(重炭酸イオン):22~26Eq/L
BE(余剰塩基):0±2mEq/L
SaO_2(酸素飽和度):93~98%(90%で呼吸不全)
$A-aDO_2$(肺胞気・動脈血酸素分圧較差):10mmHg以下
AG(アニオンギャップ):12±2mEq/L

血液ガス分析の解釈

❶呼吸状態の評価

まずは、PaO_2、$PaCO_2$に注目し、呼吸状態を評価する。PaO_2からは肺胞障害の有無、$PaCO_2$からは換気障害の有無をみることができる。

$PaO_2\downarrow$:肺胞障害、換気障害、循環障害
$PaCO_2\uparrow$:肺胞低換気
$PaCO_2\downarrow$:肺胞過換気

略語 BGA:blood gas analysis　血液ガス分析
ARDS:acute respiratory distress syndrome　急性呼吸促迫症候群

PaO$_2$低下がみられた場合，A-aDO$_2$をチェックする。A-aDO$_2$からは肺胞レベルのガス交換障害の有無がわかる。

> **・A-aDO$_2$＞10mmHgの場合**
> 肺胞レベルのガス交換障害あり
> （COPD，ARDS，間質性肺炎，無気肺など）
> A-aDO$_2$＝713×FiO$_2$－PaCO$_2$/0.8－PaO$_2$
> 肺胞気酸素分圧（PaO$_2$）

室内空気のFiO$_2$（吸入酸素濃度）は0.21

次に，PaCO$_2$をチェックする。PaCO$_2$，A-aDO$_2$を組み合わせることでどのような換気障害があるか把握することができる。以下のチャートを参考にする。

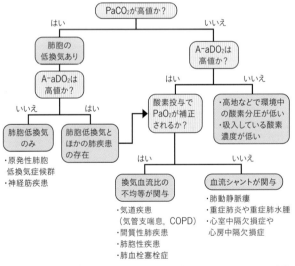

（三宅修司：よくわかる血液ガス．中外医学社，p51，2007より引用）

❷酸塩基平衡の評価

pHでアシデミア，アルカレミアがあるかみる。そして，それが呼吸性なのか，代謝性なのかを考えていく。

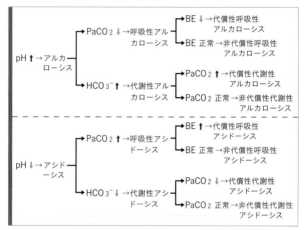

（柴垣昌功, 塚本玲三：やさしい電解質 血液ガス酸塩基, 中外医学社, p84, 1985より引用）

実際の臨床では，代謝性障害，呼吸性障害を合併した混合障害が多い。

		pH	PaCO₂	HCO₃⁻	BE
代謝性アシドーシス 呼吸性アシドーシス	急性呼吸不全, 重症心不全等	⬇⬇	⬆	不定	⬇
代謝性アシドーシス 呼吸性アルカローシス	肺水腫，肺梗塞等	不定	⬇⬇	⬇⬇	⬇
代謝性アルカローシス 呼吸性アシドーシス	肺性心を利尿薬や副腎皮質ホルモンで治療したとき等	不定	⬆	⬆⬆	⬆
代謝性アルカローシス 呼吸性アルカローシス	脳炎，髄膜炎等	⬆⬆	⬇	不定	⬆

（柴垣昌功, 塚本玲三：やさしい電解質 血液ガス 酸塩基, 中外医学社, p96. 1985より引用）

代償性変化が予測範囲を外れているとき，混合性障害があると考えられるので，代償性変化の予測値を計算して判断する。

①代謝性アシドーシスの呼吸性代償
　$\Delta PCO_2 = 1.2 \times \Delta HCO_3^-$（MAX：$PCO_2$ 15mmHg）
②代謝性アルカローシスの呼吸性代償
　$\Delta PCO_2 = 0.7 \times \Delta HCO_3^-$（MAX：$PCO_2$ 60mmHg）
③呼吸性アシドーシスの代謝性代償
　急性：$\Delta HCO_3^- = 0.1 \times \Delta PCO_2$（MAX：$HCO_3^-$ 30）
　慢性：$\Delta HCO_3^- = 0.35 \times \Delta PCO_2$（MAX：$HCO_3^-$ 42）
④呼吸性アルカローシスの代謝性代償
　急性：$\Delta HCO_3^- = 0.2 \times \Delta PCO_2$（MAX：$HCO_3^-$ 18）
　慢性：$\Delta HCO_3^- = 0.50 \times \Delta PCO_2$（MAX：$HCO_3^-$ 12）

（飯野靖彦：一目でわかる血液ガス, メディカルサイエンス・インターナショナル, p20, 2000より引用）

代謝性アシドーシスのときに計算し，原因を検討する。

AG (anion gap)
　$AG = [Na^+] - [Cl^- + HCO_3^-]$
①**AG正常**（重炭酸イオンの喪失，尿細管での水素イオン分泌障害など）
　下痢などの消化管疾患，高カロリー輸液，尿細管アシドーシス，など
②**AG増加**（内因性，外因性の酸蓄積）
　糖尿病性ケトアシドーシス，尿酸アシドーシス，腎不全，けいれん発作，サリチル酸中毒　など

〈例題で確認しよう〉

pH＝7.31　PCO_2＝28　HCO_3^-＝14の場合，
pHよりアシデミア，HCO_3^-低下より代謝性障害が考えられます。

次に，呼吸性代償が予測範囲内かみてみます。
ΔHCO_3^-＝24－14＝10（←正常値と比べたときの変化量）なので，代償ΔPCO_2＝1.2×10＝12となります。

ΔPCO_2 12にPCO_2 28足すと40となり，PCO_2は正常範囲内におさまるので，呼吸性代償のみの（混合性でない）代謝性アシドーシスと診断できます。

　Δの計算をするとき，HCO_3^-は24，PCO_2は40を正常値とする。

代謝性アシドーシス

血清HCO_3^-≧16mEq/Lなら治療の必要はないが、高度の非代償性代謝性アシドーシス（血清pH<7.2，HCO_3^-≦12mEq/L）では，メイロン（重炭酸）静注による迅速な治療が必要。そして原因を検索！

治療

① 8.4%メイロン 1mL＝HCO_3^- 1mEq/L

② 重炭酸投与量(mEq)＝体重(kg) × [15 − HCO_3^-濃度] × VD[※]

　　※VD：volume distribution
　　　　　HCO_3^- 11〜15mEq/Lのとき 0.5
　　　　　　　　5〜10mEq/Lのとき 1.0

② で計算した投与量の半分を直ちに静注。
　　残りは6〜12時間かけて投与。

> ただし，この治療は体液量の過剰を悪化させたり，イオン化Caを減らし，テタニーを起こすことがある。

おすすめアプリ

血液ガスと計算機（iOS向け）
https://apps.apple.com/jp/app/ 血液ガスと計算機 /id1239292329

血液ガス分析とガンマ計算機（Android向け）
https://play.google.com/store/apps/details?id=jp.oozuchuohsp.abganalyzer&hl=ja

酸素投与とFiO₂

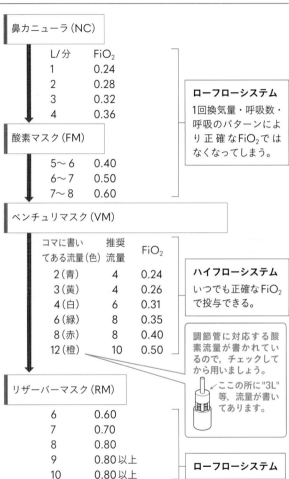

鼻カニューラ (NC)

L/分	FiO_2
1	0.24
2	0.28
3	0.32
4	0.36

酸素マスク (FM)

5〜6	0.40
6〜7	0.50
7〜8	0.60

ローフローシステム
1回換気量・呼吸数・呼吸のパターンにより正確なFiO_2ではなくなってしまう。

ベンチュリマスク (VM)

コマに書いてある流量(色)	推奨流量	FiO_2
2 (青)	4	0.24
3 (黄)	4	0.26
4 (白)	6	0.31
6 (緑)	8	0.35
8 (赤)	8	0.40
12 (橙)	10	0.50

ハイフローシステム
いつでも正確なFiO_2で投与できる。

調節管に対応する酸素流量が書かれているので,チェックしてから用いましょう。
ここの所に"3L"等,流量が書いてあります。

リザーバーマスク (RM)

6	0.60
7	0.70
8	0.80
9	0.80以上
10	0.80以上

ローフローシステム

・上から順にFiO_2をアップしていくのが一般的。 ただし,正確なFiO_2で投与したい場合,酸素マスクはとばしてベンチュリーマスクを使う。
・鼻カニューラは鼻が乾燥するので,MAX 3〜4Lまで。

略語 FiO_2:fraction of inspiratory oxygen 吸入酸素濃度

人工呼吸器の設定

人工呼吸器はメーカーや病院によって設定・プロトコールが
異なるため，必ず指導医の先生と一緒に設定等を変えること!!

●人工呼吸器

呼吸器をつなぐと波形が表示される

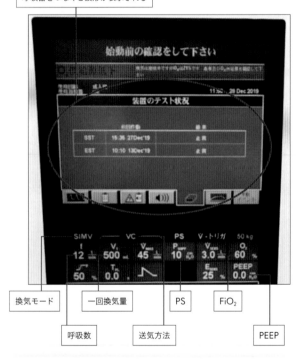

換気モード　　一回換気量　　PS　　FiO₂

呼吸数　　送気方法　　PEEP

 略語

A/C：assist control　補助 / 調節換気
SIMV：synchronized intermittent mandatory ventilation　同期式
間欠的強制換気
PSV: pressure-support ventilation　圧支持換気
CPAP：continuous positive air waye pressure　持続気道陽圧
PEEP：positive end expiratory pressure　呼気終末陽圧
PS：pressure-support　圧支持
FiO₂：fraction of inspiratory oxygen　吸入酸素濃度

●基本的なモード

モード	A/C	SIMV	CPAPまたはPSV
送気方法	強制換気（VCVまたはPCV）	強制換気（VCVまたはPCV）＋自発呼吸をサポート	自発呼吸をサポート
設定項目	FiO₂, PEEP	FiO₂, PEEP	FiO₂, PEEP
	呼吸回数	呼吸回数	
	一回換気量（VCV）または吸気圧・吸気時間（PCV）	一回換気量（VCV）または吸気圧・吸気時間（PCV）	
		PS	PS
特徴	必ず設定回数の強制換気をする。呼吸数が設定回数を超えた場合もすべて強制換気させる。	設定回数のみ強制換気をする。設定回数以上の自発呼吸に対してはPSを付加し呼吸をサポートできる。	CPAP：持続的に陽圧をかけて気道閉塞と肺胞虚脱を防ぐ（＝PEEP）。PSV：吸気時にも圧力をかけて呼吸を助ける（＝PEEP＋PS）。

自発呼吸がまったくない or わずかに呼吸がある場合に用いるモード	自発呼吸がある程度でてきた場合に用いるモード	強制換気はせずに患者さんの自発呼吸をサポートするモード

これ以外の吸気時間，トリガー感度などは基本的に初期設定のままでOK

● VCV（従量式）と PCV（従圧式）

人工呼吸器の強制換気には，送気方法によってVCV（従量式）とPCV（従圧式）の2つがある。
VCVは設定した量だけを換気するので，換気量は確保できるが気道内圧が上昇することがある。
PCVは設定した吸気圧・吸気時間で換気するので，気道内圧は設定以上にならないが，換気量を確保できないことがある。

●設定方法

❶ 換気モード("A/C"など)を設定する。

    ↓

❷ FiO_2 は1.0から開始する。P/F比$\geqq$200やSpO_2が最低でも92%以上(PaO_2約70Torr)を維持できるようにFiO_2を減量していく。

    ↓

❸ PEEPは,ARDS network換算表(→❶)でFiO_2の数値を参考に設定する。

    ↓

❹ 初めは一回換気量を8〜10mL/kgで設定する(実体重ではなく予測体重で計算)。 →❷
呼吸回数は10〜12回/分で最初設定し,動脈血液ガスのPH,$PaCO_2$や呼気終末二酸化炭素濃度($EtCO_2$)を参考にしながら調整する。

    ↓

❺ PSは最低5cmH_2Oはかける。 < 人工呼吸器の細い管から空気を吸うのは大変なため!!

酸素化(O_2)に関わる因子:FiO_2,PEEP
換気(CO_2)に関わる因子:一回換気量,呼吸回数

●人工呼吸器の weaning

・基本は,原疾患の治療をしながら,強制換気から自発呼吸を残すモードに変えていき,抜管を目指す!

A/C → SIMV → CPAP(PSV) → SBT実施→抜管
         ↑
      SAT実施　　→❸

●人工呼吸器の主な合併症

・循環障害(血圧低下):胸腔内圧が陽圧になり,静脈還流量が減少し心拍出量が低下するために起こる。
・圧損傷(気胸,縦郭気腫,皮下気腫):圧損傷を防ぐために最高気道内圧は$\leqq$30cmH_2Oが望ましい。
・酸素中毒:高濃度酸素はなるべく避ける。
・人工呼吸器関連肺炎:さまざまな予防法がある。

[p.37〜38 の参考文献]
古川力丸:世界でいちばん愉快に人工呼吸管理がわかる本,メディカ出版,2013

ARDS network の換算表

FiO₂	PEEP
0.3	5
0.4	5〜8
0.5	8〜10
0.6	10
0.7	10〜14
0.8	14
0.9	14〜18
1.0	18〜24

(N Engl J Med; 357: 1113-1120, 2007. より引用)

予測体重

男性 (kg)：$50.0 + 0.91 × (身長 - 152.4)$

女性 (kg)：$45.5 + 0.91 × (身長 - 152.4)$

> 面倒なので，
> $22 ×$ 身長 $(m)^2$
> でOK!

SAT：spontaneous awakening trial（自発覚醒トライアル）

1日1回鎮静薬を減量または中断し，意識状態を確認するテスト（テスト中，鎮痛薬は継続する）。基本的には，最低限の鎮静が好ましいとされている。

SBT：spontaneous breathing trial（自発呼吸トライアル）

人工呼吸の補助なしで十分な自発呼吸ができるか（抜管可能か）評価するテスト。これがクリアできれば抜管可能。

> SAT，SBTには開始・中止・成功基準があるが，
> 各施設で異なるので，ここでは割愛。

略語

VCV：volume-control ventilation　従量式換気
PCV：pressure-control ventilation　従圧式換気
PS：pressure support　圧支持
ARDS：acute respiratory distress syndrome　急性呼吸促迫症候群

心電図

Point
- 心電図はまずとれるかどうかが大切。
- 電極をつける場所をしっかり覚える。

●四肢誘導

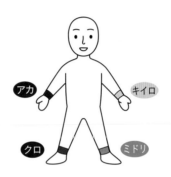

〈覚え方〉

右手… アカ　　　　　　　　左手… キイロ

　　　　クロ（アース）　　　　　　　ミドリ

2文字は右　　　　　　　　　3文字は左

●胸部誘導

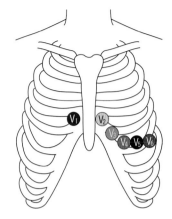

V₁ 赤：第4肋間胸骨右縁
V₂ 黄：第4肋間胸骨左縁
V₃ 緑：V₂とV₄の中間
V₄ 茶：第5肋間鎖骨中線上
V₅ 黒：V₄とV₆の中間
V₆ 紫：V₄の高さで左腋窩中線上

覚え方 → せきぐちくん
　　　　あきみちゃん国試
　　　　秋, 緑茶汲む

・**第4肋間の探し方**
　鎖骨の下の最初の肋間が第1肋間。もしくは, 胸骨柄の横が第2肋骨。
　肋間が触れない場合, 乳頭の高さを第4肋間とする。
・**波形が出ないとき**
　電極がはずれていないか, チェックする。
・**波形が乱れているとき**
　電極をアルコールで拭く。
・**心電図の設定**
　通常, 紙送りは25mm/秒,
　感度は10mm/mV

右室梗塞を疑ったら
V₃ᵣ〜V₆ᵣをとること

●心電図のチェックポイント

これだけ覚えれば，2マス分なら300/2，3マス分なら300/3と計算できる。

❶心拍数 (HR)

RR間隔で調べる。 細かい目盛りは0.04秒，太い目盛り（マス）は0.2秒。 つまり，RR間隔が1マス分なら，HR：300回/分，となる。

> 頻脈：100回/分以上
> 徐脈：60回/分未満

❷電気軸

I とaV$_F$のQRSがプラスかマイナスかをみる。 あとは右の**表**にあてはめるだけ。

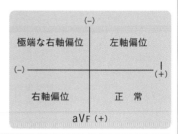

	(−)	
極端な右軸偏位		左軸偏位
(−) ———————————		I (+)
右軸偏位		正 常
	aV$_F$ (+)	

例えば，I誘導 → ＋成分のほうが長いので (＋)

aV$_F$ → −成分のほうが長いので (−)

よって，左軸偏位となる。

❸移行帯，回転

V$_1$〜V$_6$で上向きのRと下向きのSの大きさが入れ替わるところが移行帯。 通常，V$_3$とV$_4$のあいだにある。

移行帯がV$_1$の方向にずれたとき → 反時計回転
移行帯がV$_6$の方向にずれたとき → 時計回転

とよぶ。

略語 HR：heart rate 心拍数

❹波形の正常値

PR(PQ)時間：0.12〜0.20秒

QRS時間：0.05〜0.11秒

QTc (QT時間/RP時間)：0.35〜0.44秒

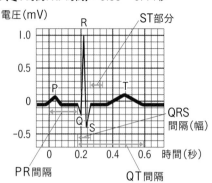

❺波形の主な診断

・P波：0.2mV以上で尖鋭 → 肺性P, 右心負荷

　　　　2相性 → 僧帽P, 左心負荷

・QRS波：0.12秒以上 → 脚ブロック

　　　　　0.5mV以下 → low voltage

　　　　　(すべての誘導で)

・PR(PQ)時間：0.2秒以上 → AVブロック

・QTc：0.45秒以上 → 心筋障害, 電解質異常

　　　　　　　　　　　　(低K, 低Mg)

・ST上昇 → 急性心筋梗塞

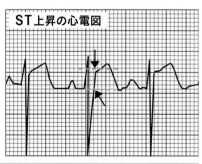

ST上昇の心電図

●代表的な心電図の波形

❶ af（心房細動）

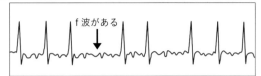

f波がある

Point
- P波がない
- f波がある
- RR間隔が不規則

❷ PSVT（発作性上室性頻拍）

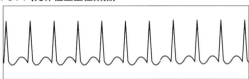

Point
- RR間隔は規則的で頻拍
- QRS波形はnarrow
- P波がある。ただし，区別が難しいことが多い。

❸ VT（心室頻拍）

脈拍：140～180回

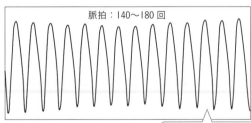

Point
- P波がない
- QRS幅 0.14秒以上の頻拍

> VTと脚ブロックを伴ったPSVTは鑑別困難なことがある。

略語

af：atrial fibrillation　心房細動
PSVT：paroxysmal supraventricular tachycardia　発作性上室性頻拍
VT：pulseless ventricular tachycardia　心室頻拍
Vf：ventricular fibrillation　心室細動

❹Vf（心室細動）

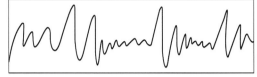

Point
- まったく不規則な波形
- P波，QRS波，T波など区別不可

❺高K血症

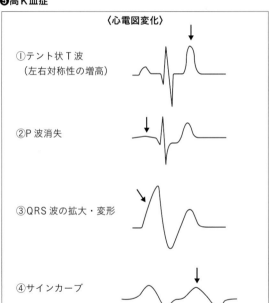

〈心電図変化〉

①テント状T波
（左右対称性の増高）

②P波消失

③QRS波の拡大・変形

④サインカーブ

Point
- 初期，テント状T波を認める
- P波減高および消失
- QRS幅の延長
- サインカーブとなり心室細動・心停止へと至る

超音波の使い方

●エコーのボタンの操作方法

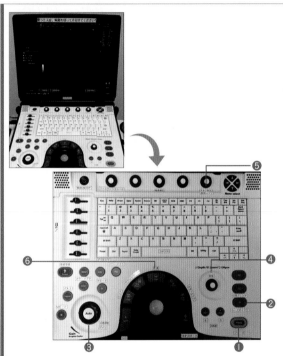

① フリーズ：一時停止。画像を保存するときや長さを測定するときに使う。

② P1：データ保存。

③ ゲイン：画面全体の明るさ調整

④ デプス：画面の深さ，表面の構造を見たいときはデプスを浅くすると画像が鮮明になる。

⑤ フォーカス：ピント。見たい構造物に合わせてフォーカスを動かすと画像が鮮明になる。

⑥ キャリパー：定規。

●プローブ

・コンベックス型：
　腹部エコーでよく使う

・セクタ型：
　心エコーでよく使う

・リニア型：
　甲状腺など体表臓器でよく使う

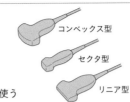

コンベックス型

セクタ型

リニア型

● FAST

・FAST (focused assessment with sonography for trauma) は外傷患者の体腔内出血の検索に用いられる。

・操作順番は①心膜腔→②モリソン窩→③右胸腔→④脾周囲
　→⑤左胸腔→⑥ダグラス窩

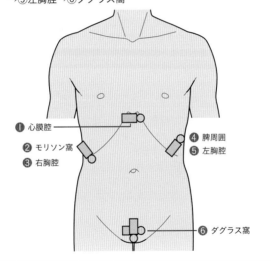

❶ 心膜腔
❷ モリソン窩
❸ 右胸腔
❹ 脾周囲
❺ 左胸腔
❻ ダグラス窩

おすすめサイト

エコー手技の参考に！

GE ECHO Waza-ari!!
http://gecommunity.on.arena.nejp/waza-ari/

［参考文献］
1) http://www.iryokagaku.co.jp/frame/03-honwosagasu/393/393_90-93.pdf
2) 池田 迅. これで見えます 救急エコーはじめて手帖, メジカルビュー社, 2015.

術前準備

●準備するもの

手術同意書，輸血同意書，麻酔同意書

●注意するべき既往

- 消毒液・抗菌薬・ラテックスなどのアレルギー歴：使用を避ける。
- 心不全，腎不全：術前後の輸液量に細心の注意を払う。
- ステロイド内服中：副腎不全予防のため，侵襲に応じて点滴でステロイドカバー。
- 糖尿病：経口糖尿病薬からインスリンへ切り替える。術後の点滴に打ち消しをするのを忘れずに！
- DVTの既往，血栓素因：弾性ストッキング着用，間欠的空気圧迫法。場合によっては予防的抗凝固薬投与。

●必要な検査

- 血液検査（血算，肝機能，腎機能，血液型，感染症の有無，凝固系などをチェック）
- 呼吸機能検査，血液ガス分析
- 心電図（心機能低下が疑われた場合，心エコーも必要）
- 胸部X線写真
- その他：各科で必要な画像検査（CT，MRI，血管造影，尿路造影など）

●全身麻酔時における医薬品の術前休薬期間

分類	一般名		休薬期間	主な商品名
抗血小板薬	アスピリン(配合錠あり)		7日	バイアスピリン・タケルダ
	アスピリン・ダイアルミネート			バファリン
	イコサペント酸エチル			エパデールS
	オメガ-3脂肪酸エチル			ロトリガ
	クロピドグレル(配合錠あり)		10日	プラビックス・コンプラビン
	サルポグレラート		1日	アンプラーグ
	ジピリダモール			ペルサンチン
	シロスタゾール		2日	プレタール
	チクロピジン		10日	パナルジン
	プラスグレル		14日	エフィエント
	ベラプロスト		1日	ドルナー・ケアロード・LA
抗凝固薬	アピキサバン		3日	エリキュース
	エドキサバン		2日	リクシアナ
	ダビガトラン		4日	プラザキサ
	未分画ヘパリン		4〜6時間 開心術2〜4時間	ヘパリン・カプロシン
	リバーロキサバン		2日	イグザレルト
	ワルファリン		4日	ワーファリン
血管拡張薬	リマプロストアルファデクス		1日	オパルモン・プロレナール
冠拡張薬	ジラゼプ		2日	コメリアン
	トラピジル			ロコルナール
脳循環代謝改善薬	イフェンプロジル		1日	セロクラール
	イブジラスト		3日	ケタス
ホルモン薬*	レボノルゲストレル・	エチニルエストレジオール	4週間	アンジュ28錠
	ノルエチステロン・			シンフェーズT28錠
	デソゲストレル・			マーベロン21
	ドロスピレノン・			ヤーズ配合錠
	ノルテステロン			ルナベル配合錠
糖尿病薬**	メトホルミン(配合錠に注意***)		前後2日	メトグルコ、エクメット配合
	ブホルミン			ジベトス

*　産婦人科:30分以内に終了する(円錐切除等)に対するピルの使用期限については,外来にて出血リスク等を説明し,患者の承認を得た上で継続する(電子カルテにその内容を記載する)。ICの結果,患者が服用を中止したいとの申し出があった場合は中止する。
**　禁食事のみ休薬:ビグアナイド系以外の経口糖尿病薬,GLP-1,アナログ注射,速攻型インスリン(持効型インスリンは原則中止しない)。
　　ビグアナイド系経口糖尿病薬は,局所麻酔の場合は禁食事のみ休薬する。
　　経口薬・注射薬ともに,指示に迷う場合は糖尿病内科医師に事前に相談する。
***　メトホルミン配合錠を中止する場合はDPP4阻害薬またはチアゾリジン誘導体を同用量で継続するよう処方する。

（日本大学附属板橋病院 2018年5月18日現在　より）

術後管理

> **Point**
> ・術後はバイタル・IN-OUTバランス・創部管理が重要

●バイタル管理

・術後は出血，肺合併症，血栓症，心不全など多彩な合併症が起こりうる。血圧・脈拍・呼吸数・意識状態などに注目する。
・術後48時間以内の発熱は，ほとんどの場合感染によるものではなく手術侵襲による一時的な発熱である。

● IN-OUT バランス

・周術期の全身状態は，炎症期，回復期（利尿期），定常期と変化。
・術直後～術後1日目前後までの炎症期は，血管透過性が亢進するため循環血液量が少ない時期で，濃縮尿が少量に認められる。乏尿になりすぎないように 0.5mL/kg/ 時の尿量が維持できるように追加輸液を適宜投与する。
・術後2日目前後から始まる回復期は，サードスペースに移動していた体液が血管内に戻ってくる時期で，希釈尿が多量に認められる。この時期に輸液量を減らして必要以上の輸液を避けることが術後の心不全予防につながる。
・定常期からは普段と同じように対応していく。

●創部管理

・術後48時間は被覆材で密封する。術後2～3日経過して上皮化が完成した後は被覆材を除去する。
・一般的には創部感染は術後5日以降に起こることが多く，創部の圧痛・発赤・硬化・排膿がないかどうか毎日確認する。

術後の指示（食上げ）

Point

- 手術後や消化管疾患の治療後等の場合，患者さんの状態にあわせて食事を粥など消化しやすいものに変更し，徐々に普通の食事に戻していくことがある。これを食上げという。
- 施設によって，科によって，上の先生の方針によって，いろいろと違いはあるので，新しい科に行ったときなど，最初の食上げ指示を出すときは上級医に相談する。

〈例〉出血性胃潰瘍の診断でクリッピングした患者さん。クリッピング施行後，5日目に内視鏡でクリッピングした部位に出血等の問題がないことを確認した。翌日より食事開始。3食上げとする。→**❶**

	6日目	7日目	8日目	9日目	10日目
朝	流動食	3分粥	5分粥	全粥	常食
昼	〃	〃	〃	〃	〃
夜	〃	〃	〃	〃	〃

→**❶** 上記のように，3食ごとに食事（米飯）を1段階ずつ常食（普通に炊いた米）に近づけていくことを「3食上げ」という。2食ごとなら「2食上げ」。

食事（米飯）の内容を表す言葉も施設によって違います。
〈例〉「軟飯（なんぱん）」「軟菜」等

輸血

Point

- 輸血の必要性と副作用の説明をして同意をとる。
- 血液型検査と交差適合試験の検体は同時に採血してはならない。時相を分けて確認することが不適合輸血の防止につながる。
- 過去の輸血や妊娠出産を機に不規則抗体を産生することがあるため，交差適合試験に用いる検体は輸血予定日3日以内に採血した検体を使用することが望ましい。

> 連日RCCを輸血している患者さんでも，交差適合試験はきちんと3日ごとに提出する。

> 赤血球をほとんど含まない血小板濃厚液および新鮮凍結血漿の輸血では，交差適合試験は省略可能。

不適合輸血を回避するための最後の砦：輸血のダブルチェックは慎重に！

① 患者氏名
② 血液型
③ 血液製剤の種類
④ 製造番号
⑤ 有効期限

> Rh⁻の患者さんにRh⁺のRCCを輸血することは禁忌！逆はOK

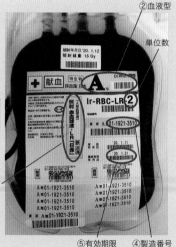

② 血液型
単位数
③ 血液製剤の種類
⑤ 有効期限　④ 製造番号

略語 RCC；red cell concentrate　赤血球濃厚液

・赤血球の機械的溶血を予防するために20G以上の静脈路から5mL/分以下の速度（280mLのRCC2単位を1時間で落とす速度）で輸血する。緊急性がないRCC2単位の輸血であれば2～3時間かけて輸血するのが一般的。→ ❶

・Ca，ビタミン，ブドウ糖による凝固促進，薬剤の浸透圧較差による溶血などが起こりうるため，原則として**生理食塩水以外は同じルートで同時に点滴しない**。

末梢ルートからの輸血が原則。やむを得ずCVから輸血する場合は輸血前後の生食フラッシュが必要になる。

→
❶ 22Gでも1.5mL/分以下の速度（RCC 2U単位を3.5時間以上かけて）であれば溶血しないといわれている。

●血液型検査の種類

①**血液型判定試験**：
ABO式血液型，Rh血液型の判定。 医師が行う。
不規則抗体スクリーニングも含まれる。

②**T & S（type and screen）**：
輸血前に行う血液型試験。ABO型，Rh型，不規則抗体（－）を確認したもの。

③**交差適合試験**：
輸血用の血液と患者さんの血液を用いて，不適合の有無を確認する。 輸血前の最終チェック。

参考：自己血輸血

出血が増えることがあらかじめ予想される手術の前に，少量ずつ数回に分けてご本人の血液を貯めておき出血時に使用する方法。未知のウイルス感染や拒絶反応の心配がない。

先輩からの
アドバイス

循環血液量の低下や多量出血で血管内脱水の場合，血漿の補充目的で人工膠質液（ボルベン輸液6％など）を使うことがあります。腎不全の患者さんには使えないので注意！

［参考文献］
1) 日本赤十字社：輸血に関するQ&A. http://www.jrc.or.jp/mr/relate/qa
2) 日本赤十字社：輸血用血液製剤 取り扱いマニュアル. 2018年12月改訂版
  http://www.jrc.or.jp/mr/relate/info/pdf/handlingmanual1812.pdf

死亡診断書の書き方

●肺癌で死亡した 72 歳男性の例

公文書なので
修正液を使っては
ダメ！
間違えたときは二重
線で消し，訂正印を
押すこと！！

訂正印は不要。ですが，押し忘れの
ないように消した箇所には全て印を
押すよう法医学の先生から教わり，
私は押すようにしています。

定規を使って二重線
で消す

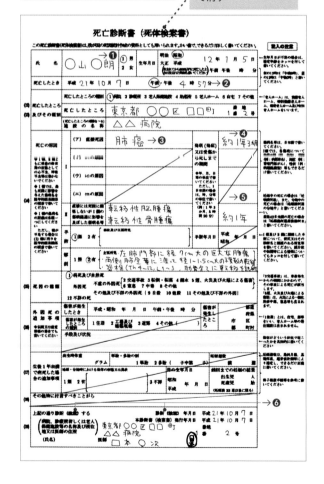

① → 氏名は戸籍に登録されている漢字を書く。生年月日が不明な場合は余白にカッコをつけて推定年齢を書いておく。

② → 「死亡したとき」　夜の12時　→ "午前0時"
　　　　　　　　　　　　昼の12時　→ "午後0時"

③ → 「(ア)直接死因」は，最も死因として影響を与えた傷病名を書く。
"心不全""呼吸不全"などといった最期の状態を書くのは×。

④ → 正確な発症日が不明な場合（癌など）は，"約"をつけて書く。

⑤ → 記載しない欄には定規を使って斜線を引く。

⑥ → 「診断（検案）する」「診断書（検案書）」のうち不要な方を二重線で消す。

文字が小さくて忘れやすい所！

死亡診断書か，死体検案書か

・東京23区，名古屋市，大阪市，神戸市
監察医制度があるため，"異常死"と定義されるもの（ここには"1病死及び自然死"以外の全てが含まれる）は，全て監察医務院で行政解剖または司法解剖を受ける。死体検案書を書くのは監察医なので，皆さんが死体検案書を書くことはありません。

・その他の地域
（診療継続中の患者さんではなく）死亡してから病院に運ばれてきて死因がはっきりしないときは，死体検案書になります。ここで死体検案して何か事件性があったり，また少しでも疑わしい場合は，24時間以内に所轄の警察署に届け出ましょう。皆さんは，まず上級医に相談！

くすりのこと

処方箋の読み方・書き方

> （薬の名前）
> よくカルテには，○○○3g 3×と書いてあります。
> それが一体，何のことを言っているのか，解説します。

<例1> サワシリン（250mg） 1錠×3 5日分

サワシリン250mg 1錠を1日3回，5日分 飲んでもらう
1日量＝750mg 1回量＝250mg

> ×の位置で意味が大幅に変わることに注意！

<例2> アセトアミノフェン1,200mg 3× 3日分

アセトアミノフェン1,200mgを1日3回に分けて3日分 飲んでもらう
1日量＝1,200mg 1回量＝400mg

<例3> フラジール（250mg） 4錠 分4 5日分

フラジール250mg 4錠を1日4回に分けて5日分飲んでもらう
1日量＝1,000mg 1回量＝250mg

<例4> ロキソニン（60mg） 1錠 疼痛時 5回分

ロキソニン60mg 1錠を疼痛時に頓用で飲んでもらう。5回分処方
1回量＝60mg

処方で使われる略語
M（Morgen）：朝　　T（Tag）：昼　　A（Abend）：夕
v.d.e（vor dem Essen）：食前　　z.d.e（zwischen dem Essen）：食間
n.d.e（nach dem Essen）：食後　　v.d.s（vor dem Schlafen）：就寝前
T, tab（tablet）：錠　　cap（capsule）：カプセル
up（suppository）：坐剤　　sy（syrup）：シロップ

処方する前に最後の確認！

●投与量を間違えていないか

成分規格が異なる場合，商品名と錠数は合っていても実際の投与量（mg）が変わってしまうことがある。また，1日量を1回量として処方してしまう間違えもやりがち。

商品名，錠数だけではなく
成分規格も確認する。

●内服するタイミングが合っているか

多くの薬は"食後に内服"だが，糖尿病薬など一部の薬は"食前""食直前""食直後""食間"など内服タイミングが定められている場合がある（→p.60）。処方に慣れてきてもミスしがちである。

●処方開始日に間違いがないか

今日まで飲んでいた処方薬を明日も継続するつもりが，間違えて今日から処方してしまい二重処方になってしまうことはよくやりがち。

●処方日を揃える

新しく薬を処方する場合は，他の内服薬と処方日を揃えることで処方忘れを防げる。

くすりいっぱい
出てるけど明日
の分もあるし，
多分大丈夫…

処方日を揃えると

先生！
明日からのくすり
全部出てません！！

処方を間違えやすい医薬品

●用法を間違えやすい医薬品

①ビスホスホネート系薬剤　起床時　週1回/月1回
バイオアベイラビリティ*が異常に低いため，食後だとほぼ吸収されない。また，食道壁に貼りつくと食道潰瘍のリスクがある。多めの水で内服し内服後30分間は横にならないように指示。

②メトトレキサート製剤　週1回　3回内服/2回内服
週に1度，朝食後・夕食後・朝食後のように3回または2回連続して内服する。連日投与すると骨髄抑制などの重篤な副作用が出現する。

③ジスロマックSRドライシロップ
食前2時間以上および食後2時間以上の空腹時
2g 1回投与で1週間分の薬効が期待できるが，空腹時でなければ有効性を期待できない。

④糖尿病薬全般　食直前
特に速効性インスリン分泌促進薬と超速効型インスリン製剤は低血糖のリスクがある。また，食事による血糖上昇を抑えるαグルコシダーゼ阻害薬は食後に内服しても効果を期待できない。

⑤イトラコナゾール系抗真菌薬　食直後
胃内pHが上昇すると吸収率が低下するため，食直後内服が望ましい。

⑥ボリコナゾール系抗真菌薬　食後2時間後（食間）
高脂肪食を摂取後には吸収率が低下するため，食後2時間後の内服が望ましい。

＊ 服用した薬が消化管からの吸収や肝代謝を経て，全身循環に到達する割合。

●粉砕, 半割できない医薬品

①徐放性製剤
製剤からの有効成分の放出を遅くすることで服用回数を減らしている製剤
代表例） ニフェジピン CR

②吸湿性が高い製剤
粉砕すると湿気を吸って塊を形成する製剤 (吸湿固化)
代表例） アスパラカリウム錠

③腸溶錠
胃酸で失活する製剤
代表例） 多くの PPI （ネキシウム，タケプロン OD 以外）

④光分解性製剤
光で失活する製剤
代表例） メチコバール錠

●簡易懸濁できない医薬品

経管栄養の患者さんには医薬品を錠剤のまま白湯に溶かして懸濁状態で投薬することがある (簡易懸濁)。

代表例）
× ニフェジピン CR　　　→　セパミット R 細粒で代用
× アスケート錠　　　　→　アスパラカリウム酸で代用
× ATP 腸溶錠　　　　　→　アデホス顆粒で代用
× 多くの PPI 製剤　　　→　ネキシウム，ランソプラゾール OD
× プラザキサカプセル →　他の DOAC

略語　ATP：adenosine triphosphate　アデノシン三リン酸
PPI：proton pump inhibitor　プロトンポンプ阻害薬
DOAC：direct oral anticoagulants　新規経口抗凝固薬

便秘・下痢

便秘

Point

排便が週3回未満，4回に1回は硬便・排便困難・残便感を伴う場合に便秘と定義される。

●**定期処方として**：浸透圧性下剤（耐性が生じず，副作用が少ない緩下薬）

・マグミット（330mg）：3〜6T 分3 各食後
　下剤の第一選択薬。腎機能低下例では高Mg血症に注意する。

> 便秘のときにとくに有効

> 長期使用で耐性が生じやすく，逆に便秘の原因となる。あくまでも頓用としての使用が望ましいが，常用薬として定期処方されている場合も多々ある。

●**頓用薬として**：刺激性下剤

・プルゼニド（12mg）：1〜2T 頓用 就寝前
　アローゼン顆粒（0.5g）：1〜2包 頓用 就寝前
・ピコスルファートナトリウム内用液：1日7〜15滴　適宜増減
　頓用 就寝前

> 腸の動きが悪いときに有効

●**オピオイド誘発性便秘に対して**

・スインプロイク（0.2mg）：1T 分1 いつでも

●浣腸（直腸に硬便が詰まって排泄できないとき）

・グリセリン50％：60〜120mL/回 摘便後

●上記でも無効な場合

・アミティーザ，グーフィス，リンゼス，モビコールなどの新薬導入を検討

消化器疾患治療中，開腹術後，嘔気・嘔吐を伴う場合，排ガスがない場合は安易に投薬せず，腹部X線撮影 or 上級医に相談する。

> 薬価が高いので，入院中にどこまで治療介入すべきか，上級医の指示を仰いだ方がベター

下痢

Point

感染性腸炎では整腸剤以外は出さない。整腸薬は飲み過ぎても副作用がないので多めに出すのがコツ！

●整腸剤

①ミヤBM：3〜6T 分3 各食後
②ビオフェルミン：3〜6T 分3 各食後
　ビオフェルミンR：3〜6T 分3 各食後　（抗菌薬使用時）
③ビオスリー：3〜6T 分3 各食後

●止痢薬

・ロペミン（1mg）：2CP 分2 朝夕食後

抗菌薬投与歴がある患者さんで，1日3回以上の水様便を認めたときはCDトキシンのチェックを忘れずに！

不眠

●眠れない原因がある場合はそれに応じて対応

◎痛み：疼痛コントロール

◎頻尿：就前の飲水を避ける。夜間の持続点滴をやめる or 滴下速度を遅くする。泌尿器科コンサルト

◎睡眠時無呼吸症候群：睡眠時の体位調整（抱き枕など），マウスピースなど

◎むずむず脚症候群：ニュープロパッチなどのドパミン作動薬，二次性の場合は原疾患治療（鉄欠乏など）

◎ステロイド：夜間投与は不眠の原因になるため，朝投与に変更する。

◎隣の人のいびきなどの騒音：病室を変える

◎枕が違うと眠れないなどの睡眠環境の違い：枕を持ってきてもらう，等個別に対応。

Point

●環境整備で改善しない場合，明らかな原因がない場合

・副作用が少なく依存性もないベルソムラやロゼレムが第一選択！

・ベンゾジアゼピン系睡眠薬（BZD →❶）は効果を実感しやすいが，依存性も強い。一度処方すると「あの薬がまた欲しい」「他の薬は全然効かない」と訴えられることがあるので，安易に処方しない。

→
❶ **BZDの問題点**

①依存性が強い（2～4週間以上の使用は推奨されていない）。

②耐性が生じやすい。

③服薬を中止すると不眠が服用前より増悪する（反跳性不眠）。

④せん妄の原因になる。

⑤呼吸抑制・舌根沈下の副作用がある（睡眠時無呼吸症候群や呼吸不全患者さんには避ける）。

⑥ふらつきや転倒のリスクが高くなる。

⑦短時間作用型BZDの長期使用で認知症発症リスクが有意に高くなる[1]。

⑧服用中止する場合は，離脱症状予防のために漸減＆置換する必要があり面倒くさい。

◎オレキシン受容体阻害薬　第一選択。中途覚醒・早朝覚醒・熟眠

障害に幅広く有効
- ベルソムラ（15mg，20mg）：1T 分1 就寝前

◎メラトニン受容体阻害薬　昼夜逆転した概日リズム睡眠障害で有

効。せん妄の予防や夜間排尿抑制も期待できる。
- ロゼレム（8mg）：1T 分1 就寝前

◎抗うつ薬・抗精神病薬　不安や抑うつが強い場合，せん妄のリスク

が高い場合に有効！
① デジレルまたはレスリン（25mg）：1Tから開始　頓用（最大100mg/日まで増量可）
② テトラミド（10mg）：1Tから開始 頓用（最大30mg/日まで増量可）
③ セロクエル（25mg）：0.5〜1Tから開始 頓用（最大100mg/日まで増量可）　｜ 糖尿病には禁忌

◎非BZD系睡眠薬　BZD系と比較すると筋弛緩作用が弱くふらつき

が起こりにくい。超短時間作用型のみであり入眠障害に有効
① マイスリー（5mg）：1〜2T 頓用
② ルネスタ（1mg）：1〜3T 頓用

◎BZD系睡眠薬

① 超短時間作用型（入眠障害に）ハルシオン（0.25mg）：1T 頓用
② 短時間作用型（入眠障害, 中途覚醒に）デパス（1mg）：1T 頓用
　　　　　　　　　　　　　　　　レンドルミン（0.25mg）：1T 頓用
③ 中間作用型（中途覚醒, 早朝覚醒に）サイレース（1mg）：1T 頓用
④ 長時間作用型（早朝覚醒に）ドラール（15mg）：1T 頓用

◎内服不可時

① アタラックスP（25mg）：0.5〜1A＋生食50mL　30分かけて点滴
② セレネース（5mg）：0.5〜1A＋生食50mL　30分かけて点滴

ベルソムラやロゼレムはBZD系と比較すると効果を実感しにくいが，数日で見切りをつけずに2週間程度は定期処方で継続するようにする。

[参考文献]
1) Penninkilampi R, Eslick GD: A Systematic Review and Meta-Analysis of the Risk of Dementia Associated with BenzodiazepineUse,After Controlling for Protopathic Bias. CNS Drugs. 32: 485-497, 2018.

 略語　BZD ; benzodiazepine　ベンゾジアゼピン

不穏・せん妄

> 行動が落ち着かずソワソワしている状態

Point

- 不穏・せん妄は，興奮して点滴の自己抜去やベッドからの転落などの危険行動を起こす可能性があるため，注意が必要な状態。

  > 夜勤看護師にとって一番イヤな状態。

- BZDを代表とする睡眠薬，モルヒネなどのオピオイド，ステロイド，抗コリン作用を有する薬剤などはせん妄を引き起こす原因薬剤として有名。
- その他，疼痛，発熱，脱水，電解質異常，低酸素血症，貧血，中枢神経疾患，身体抑制などが原因となりうる。
- 基本的には原因薬剤の中止と原疾患の治療が根本治療となる。

●今すぐに鎮静したいとき

◎内服可能時

① リスパダール内用液（0.5mg）：1包 頓用 1時間後に効果判定（最大3mg/日まで追加投与可）

② ジプレキサ（2.5mg）：1T 頓用 1時間後に効果判定（最大7.5mg/日まで追加投与可）

③ セロクエル（25mg）：1T 頓用 1時間後に効果判定（最大100mg/日まで追加投与可）

◎内服薬無効時or内服不可

- セレネース（5mg）：0.5〜1A＋生食50mL 30分かけて点滴1時間後に効果判定（最大10mg/日まで追加投与可）

◎緊急時

① セレネース（5mg）：0.5〜1A 静注/筋注 15分後に効果判定

② ドルミカム（10mg/1mL）：1A＋生食9mLで1mg/mL溶液を作成し，0.03mg/kg 1分以上かけて静注（5分以上の間隔をあければ同量追加投与可能，最大投与量は0.3mg/kgまで，呼吸抑制に十分注意）

> 例）体重50kgなら，1回投与量は0.03×50＝1.5mgなので1mg/mL溶液を1.5mL静注すればいい。

略語 BZD：benzodiazepine ベンゾジアゼピン

●前日に不穏状態 or せん妄となり，今後，予防したいとき

① リスパダール内用液 (0.5mg)：1包から開始 夕食後 (最大 3mg/日まで)

効果は強め。過鎮静に注意。症状が落ち着いてきたら減量していく。

② セロクエル (25mg)：0.5～1Tから開始 夕食後 (最大100mg/日まで増量可)

効果はそこそこ。睡眠薬としての効果も期待できるため，不眠を伴う夜間せん妄に有効。糖尿病は禁忌。

③ グラマリール (25mg)：1Tから開始 夕食後 (最大100mg/日まで増量可)

効果は弱め。過鎮静は起こりにくい。急を要していない場合にリスパダール頓用との併用使用が有効。

④ ルーラン (4mg)：1Tから開始 夕食後 (最大16mg/日まで増量可)

効果は弱め。副作用が少なく腎機能低下例でも使いやすい。幻覚妄想が目立たない場合に有効。

⑤ ジプレキサ (2.5mg)：0.5～1Tから開始 夕食後 (最大10mg/日まで増量可)

幻覚妄想が特に強い場合に有効。糖尿病は禁忌。

⑥ 抑肝散 (2.5g)：3包 分3 各食前 / 各食間

認知症患者の攻撃性を伴う BPSD (攻撃的言動，夜間不穏，不眠症など)に有効。副作用も少なく安全。

前日の頓用薬の使用量に応じて定期処方は徐々に増量し，症状が落ち着いたら徐々に減量していく。

・せん妄予防に通常の睡眠薬を処方しても症状を増悪させるだけ！
・ロゼレム，デジレル，レスリン，テトラミドなどはせん妄予防効果がある睡眠薬のため併用が有効。
・せん妄で暴れ始めてから投薬しても遅いので，リスクが高ければ事前投薬が基本。
・就寝前はすでに不穏になっていることもあるので，定期処方は夕食後内服が妥当。

咳嗽

Point

- 肺炎，結核，喘息，心不全，肺塞栓症をしっかり除外する。
- 中枢性鎮咳薬は理論上すべての咳嗽に有効だが，無効例も少なくない。
- 湿性咳嗽で呼吸器感染症が疑われる場合は，排痰を抑制する中枢性鎮咳薬は積極的に推奨されない。

●湿性咳嗽

◎去痰薬
①ムコダイン(500mg)：3T 分3 各食後(痰分泌量が多い場合に)
②ムコソルバン(15mg)：3T 分3 各食後(痰の粘度が高く排痰しにくい場合に)
③ビソルボン(4mg)：3T 分3 各食後(痰の粘度が高く排痰しにくい場合に)
④ムコフィリン吸入液20%：2mL ネブライザーで吸入(メプチンやベネトリンなどの短時間作用型β刺激薬と併用して使用することが多い)

◎抗ヒスタミン薬(鼻汁やアレルギー症状が目立つ場合)
・アレグラ(60mg)：2T 分2 朝食後・就寝前

◎漢方薬
①小青竜湯(3g)：3包 分3 各食前 / 各食間
②麻杏甘石湯(2.5g)：3包 分3 各食前 / 各食間

●乾性咳嗽

◎中枢性鎮咳薬
①メジコン(15mg)：3〜6T 分3 各食後 頓用可
②リン酸コデイン(20mg)：3T 分3 各食後 頓用可

◎咽頭痛に対して
①トランサミン(250mg)：3T 分3 各食後
②SPトローチ：1T 頓用
③アズノールうがい液 / イソジンガーグル液：頓用

◎漢方薬
・麦門冬湯(3g)：3包 分3 各食前 / 各食間

- ここ数カ月でACE阻害薬が投与開始されていないか確認する。
- 原因不明の場合はGERDを考えてPPI開始も考慮する。
- 癌性胸膜炎などの終末期の時はモルヒネの開始も検討。

嘔気・嘔吐

Point

・高Ca血症などの電解質異常，中枢神経疾患，腸閉塞，急性冠
　症候群などの器質的疾患を除外する。

◎**内服可能なとき**
　①プリンペラン(5mg)：2〜6T 分2〜3 各食前 頓用可
　②ナウゼリン(10mg)：3T 分3 各食前 頓用可

◎**内服困難なとき**
　①プリンペラン(10mg)：1A＋生食50mL 30分かけて点滴 頓用
　②ナウゼリン坐剤(60mg)：1sup 頓用

心理的な影響が強そうな場合(予期性嘔吐)は，ロラゼパムやジプ
レキサなどの抗不安薬の投与も考慮する。

略語 ACE；angiotensin converting enzyme　アンギオテンシン変換酵素
GERD；gastroesophageal reflux disease　胃食道逆流症
PPI；proton pump inhibitor　プロトンポンプ阻害薬

疼痛・発熱

Point

- 第一選択薬は何はともあれアセトアミノフェン。ただし，1日投与量が4,000mgを超えないように注意する。→**❶**
- 癌性疼痛に対して麻薬を使う場合は指導医の指示に従う。

◎**アセトアミノフェン**
　①カロナール（200mg）：6T 分3
　②アセトアミノフェン坐剤（200mg）：2sup 頓用
　③アセリオ（1,000mgバッグ）：15分かけて点滴 6時間以上間隔をあけて1日4回まで
◎**NSAIDs**
　①ロキソニン（60mg）：3T 分3
　②セレコックス（100mg）：2T 分2
　③ジクロフェナク坐剤（25mg）：1〜2sup 頓用

→
❶　・トラムセットはトラマドール・アセトアミノフェン配合錠であり，アセトアミノフェンが325mg含まれている。カロナールやアセリオと併用する場合は注意する。

NSAIDs投与の注意点

- ニューキノロン系抗菌薬との併用はダメ！
- 喘息患者，消化性潰瘍患者には投与しない。
- ボルタレンサポは，血圧低下をきたしやすいため，低血圧患者には慎重投与。
- NSAIDs潰瘍のリスクを評価し，リスクが高ければプロトンポンプ阻害薬（PPI）やPGE₁誘導体を併用する。以前は使用されていた消化性潰瘍治療薬のムコスタ（レバミピド）の予防投与効果は否定されている。

> 既に定期処方で飲んでいる場合は，追加処方の必要はない。

〈P-CAB〉
　①タケキャブ（20mg）：1T 分1
〈PPI〉
　①ネキシウム（20mg）：1cap 分1
　②タケプロン（15mg）：1T 分1
〈PGE₁誘導体〉
　①サイトテック（100μg）：8T 分4

2 くすりのこと

軟膏の使い分け

ザックリ

●褥瘡

〈感染が疑われる場合(悪臭, 壊死, 発赤, 腫脹, 熱感)〉
まずデブリ。そのうえで
◎渗出液が少なく硬い壊死組織が付着している傷
  ・ゲーベンクリーム(壊死組織の剥離を促す)
◎渗出液が多く感染が疑われる傷
  ・イソジンシュガー (余剰な渗出液を吸う)

〈感染が疑われない場合〉
◎適度な水分の綺麗な傷
  ・プロスタグランジン軟膏(血管新生や肉芽形成を促す。皮膚の悪性腫瘍には禁忌)
◎渗出液が多めの傷
  ・アクトシン軟膏(血管新生や肉芽形成を促す。皮膚の悪性腫瘍には禁忌)

●皮膚炎・炎症・痒み

◎おむつ皮膚炎などのジットリしている皮膚
  ・亜鉛華軟膏(水をはじく性質がある。落とすにはオリーブ油が必要)
◎ステロイドは必要なさそうな, 軽症のちょっとした炎症
  ・アズノール軟膏
◎ステロイドは必要なさそうな軽症の痒み
  ・レスタミン軟膏

●その他

◎口内炎
  ・オルテクサー口腔用軟膏0.1%
◎痔
  ・強力ポステリザン軟膏

治療に自信がもてないとき, ステロイドや抗真菌薬を皮膚科診察前に処方することは推奨できない。

ステロイドの基礎知識

Point

ステロイド使用時に必ず気を付けること

①絶対に突然内服を中止しない。内服できない場合は胃管挿入または点滴でカバーする。→❶

②減量する場合は投与量の10%を2～4週間かけて漸減していくのが一般的。

③副腎不全は疑わないと気が付かない。ステロイド内服中でも起こりうるので注意が必要。

→❶ 生体内で1日に作られるコルチゾールは，プレドニゾロン換算で約3mg相当である。長期服用している患者さんはステロイド産生を完全に経口薬に依存しており，見かけ上投与量が少量でも慎重な判断を要する。
5mgを2.5mgに減量しただけでも生体内ではステロイドが50%減少しており離脱症候群が起こりうる。

●ステロイドの副作用

投与直後から	数日後から	1カ月後から	数カ月後から
高血糖，不整脈	高血圧，低K血症，浮腫，精神症状	感染症，骨粗鬆症，無菌性骨壊死，消化性潰瘍，脂質異常症，精神症状，満月様顔貌など	二次性副腎不全，緑内障，白内障，など

●投与時の注意点

◎静注薬

薬剤の一部がそのまま腎から排泄されるため薬剤利用率が経口薬よりも劣る。内服から点滴に変更する場合は投与量を10%ほど増量することが勧められている。

◎吸入薬

吸入後のうがいの徹底。基本的には全身性の副作用は出現しない。

●ステロイドを使い始める前に必要な検査と副作用に対する予防的治療

◎**糖尿病対策**：血糖測定，HbA1c，すでに糖尿病がある場合は糖尿病内科コンサルト検討。

◎**骨粗鬆症対策**：骨密度測定，歯科診察，骨折リスクが高い場合はビスホスホネート製剤併用。→❷

◎**消化性潰瘍対策**：出血リスクが高い場合はPPI併用。

◎**感染症対策**：結核（胸部X線/胸部CT，IGRA），B型肝炎（HBs抗原，HBc抗体，HBs抗体），C型肝炎（HCV抗体），PSL換算20mg/日以上を1カ月以上投与する場合はニューモシスチス肺炎予防としてST合剤予防内服。

◎**不整脈対策**：大量投与時は心電図モニター装着。

◎**白内障・緑内障対策**：既往がある場合は眼科コンサルト。

→❷ 顎骨壊死の予防のためにビスホスホネート製剤投与前に歯科治療を終わらせる必要がある。

●各製剤の違い

◎**短時間型（ヒドロコルチゾン，コルチゾン）**
生理的なコルチゾールと構造が似ており，抗炎症作用や電解質作用がコルチゾールとほぼ同じ。副腎不全などのコルチゾール補充目的で使う場合はこちらを用いる。

◎**中間型・長時間型（プレドニゾロン，メチルプレドニゾロン，デキサメタゾンなど）**
抗炎症作用を強めて電解質作用を抑えた合成ステロイド。主に抗炎症作用に期待して使用する。**ステロイドを大量投与する場合や，心不全患者などでわずかなNa貯留作用も避けたい場合には電解質作用が極めて少ないメチルプレドニゾロンや長時間型ステロイドを用いる。**

◎**外用薬・点眼薬・関節内注射**
基本的には全身性の副作用は出現しない。

略語　IGRA；interferon-gamma release assays　インターフェロンγ遊離試験

高血圧への対応（降圧薬の選び方）

Point

- 降圧薬には5種類の薬がある。
- Ca拮抗薬，ARB，ACE阻害薬，利尿薬，β遮断薬
- 患者さんの状態を考慮し，薬を選択する。

高血圧治療薬ガイドライン2019では，「積極的適応がない場合の高血圧に対しては，最初に投与すべき降圧薬としてCa拮抗薬，ARB，ACE阻害薬，利尿薬の中から選択する」とされている。一方で，禁忌や慎重投与となる病態も示されているので参考にして薬を選択する。

主要降圧薬の積極的適応

	Ca拮抗薬	ARB/ACE阻害薬	サイアザイド系利尿薬	β遮断薬
左室肥大	●	●		
LVEFの低下した心不全		●[*1]	●	●[*1]
頻脈	●（非ジヒドロピリジン系）			●
狭心症	●			●[*2]
心筋梗塞後		●		●
蛋白尿/微量アルブミン尿を有するCKD		●		

*1：少量から開始し，注意深く漸増する。　*2：冠攣縮には注意。

（高血圧ガイドライン2019より）

主要降圧薬の禁忌や慎重投与となる病態

	禁忌	慎重投与
Ca拮抗薬	徐脈（非ジヒドロピリジン系）	心不全
ARB	妊娠	腎動脈狭窄症[*1] 高K血症
ACE阻害薬	妊娠 血管神経性浮腫 特定の膜を用いるアフェレーシス/血液透析[*2]	腎動脈狭窄症[*1] 高K血症
サイアザイド系利尿薬	体液中のNa，Kが明らかに減少している病態	痛風 妊娠 耐糖能異常
β遮断薬	喘息 高度徐脈 未治療の褐色細胞腫	耐糖能異常 閉塞性肺疾患 末梢動脈疾患

*1：両側成人動脈狭窄症の場合は原則禁忌。*2：JSH2019 5章5.「3）ACE阻害薬」を参照。

（高血圧ガイドライン2019より）

1剤で効果が乏しい場合や160 / 110mmHg以上の場合には，2剤以上の併用を検討する。
その場合は同一効果を避け，以下の組み合わせを参考にする。

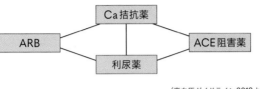

(高血圧ガイドライン2019より)

注意

- 高齢者への投薬は通常量の半量から開始する。
  →適度な降圧や臓器障害を引き起こす可能性があるため。
- 75歳以上で腎機能がG3b（GFR:30〜 44）以下ではCa拮抗薬を第1選択とする。
  → ARB，ACE阻害薬，利尿薬は腎血流低下によるさらなる腎機能悪化のリスクがあるため。

●入院中に血圧が上昇した患者さんの対応

- 急速に臓器障害が進行している高血圧緊急症では注射薬で速やかに降圧を図る。
  例）ペルジピン：1〜 2mg/時〜 開始（→p.137 ❷）
- 高血圧緊急症でなければ内服薬での降圧を図る。Ca拮抗薬が比較的安全で使いやすい。
  例）・アダラートCR：（10mgまたは20mg）1T
  　　・アムロジピン：（2.5mgまたは5mg）1T

LVEF：left ventricular ejection fraction　左室駆出率
CKD：chronic kidney disease　慢性腎臓病
GFR：glomerular filtration rate　糸球体濾過量

妊娠中の薬

> ここでは，救急外来や病棟で妊婦さんに使える薬を紹介します。

Point

- 妊娠中は，胎児への薬の影響(特に先天奇形)を考えて，内服してはいけない薬がある。
- しかし，胎児への影響が不明な薬剤も多く，妊婦さんに処方を出すときは，胎児への影響よりもその薬を使うことのメリットが上回ったときにする。

〈使っても大丈夫な薬〉青文字は分類名または一般名

●発熱時

- カロナール(アセトアミノフェン) 1回400mg，内服，1日3回まで，6時間以上あけて
- アンヒバ坐剤(アセトアミノフェン) 200mg，1回1個，挿肛

●便秘時 (膨張性下剤，塩類下剤は安全)

- 塩類下剤：マグミット(酸化マグネシウム) 3T 3×
- 大腸刺激性下剤
  ラキソベロン液 5滴から開始。適宜自己調節可

  > 大腸刺激性下剤は子宮収縮を誘発し，流早産の危険性あり。大量投与は×

  新レシカルボン坐剤 1回1個，挿肛

  > 妊婦への注意事項が唯一書かれていない下剤

●抗菌薬 < ペニシリン系，セフェム系，マクロライドは比較的安全

- ビクシリン(1g)＋生食100mL，×朝・夕 点滴静注

●ムカムカ時，消化器用薬

- 健胃消化薬(消化酵素など)： いずれも安全
- ガスコン(40mg) 3T 3×

●咳，痰

- 鎮咳：メジコン(15mg) 3T 3×
- 去痰：ビソルボン(4mg) 3T 3×

●高血圧時 （妊娠20週以降）

◎BP160/110mmHg以上で緊急降圧が必要なら
　アダラートL(10mg)：1T 頓用
◎BP180/120mmHg以上
　ペルジピン点滴 開始

> 妊婦の高血圧はハイリスク
> のため必ず上級医に報告!!

●気管支喘息

（薬剤による合併症よりも，治療が不十分で低酸素血症になる
ほうが母子にとってよくない）
・テオフィリン　第一選択
　ex.ユニフィル（200mg）　1日1回2T,
　夕食後：有効血中濃度5〜15 μg/mL

●ビタミン剤

（水溶性ビタミンは安全。脂溶性は注意）
・ビタミンC, B_{12}, B_1, B_6, B_2, 葉酸

●糖尿病

・インスリン（ヒューマリン等）は安全：
・経口糖尿病薬は×!!

> 糖尿病内科の先生に相談

〈催奇形性がはっきりしていて妊婦さんに禁忌のもの〉
・ベンゾジアゼピン系
・フェノバルビタール
・炭酸リチウム：抗うつ薬
・フェニトイン（アレビアチン），バルプロ酸ナトリウム（デパケ
　ン）：抗てんかん薬
・ワーファリン
・テトラサイクリン系，アミノグリコシド，
　クロラムフェニコール：抗菌薬
・男性ホルモン剤，卵胞ホルモン，黄体ホルモン
・経口糖尿病薬
など。ほかにもあるので，使える安全なものとしてここで挙げ
た薬以外は，調べて使う。

> 安全かどうか迷ったら必ず調べてから処方す
> ることです。できる限り単剤で，常用量を最
> 短期間で投与することを心がけましょう。薬
> の安全性より投与するほうが重要なときは，
> きちんと説明してから使おう。わからなかっ
> たら産婦人科医に相談しよう。

〈参考〉
国立成育医療
研究センター
ホームページ

授乳中の薬

授乳中も，母乳に移行して乳児に影響を与える薬があるので，注意。救急外来などで患者さんから"この薬は母乳に影響ないですか？"と聞かれることもある。

Point

- 妊婦さんと同様，本当に必要な薬か(治療のメリットが上回るか)を考える。
- 授乳直後や，赤ちゃんが長い眠りについてしばらく授乳しなくてもよいときに内服するなど，工夫する。
- 内服時は人工ミルクにするのも1つの方法。

〈服用中も母乳をあげてよい薬（よく使うものを中心に）〉
青文字は分類名または一般名

●発熱時

- アセトアミノフェン，イブプロフェン，インドメタシンなど

●抗菌薬 〈 ペニシリン系，セフェム系は比較的安全

- サワシリン (AMPC；アモキシシリン)
- セファメジンα (CEZ；セファゾリン)
- ロセフィン (CTRX；セフトリアキソン)
- クラリス (CM；クラリスロマイシン)
- クラビット (LVFX；レボフロキサシン)　　など

●抗ウイルス薬

- アシクロビル
- タミフル (オセタミビル)

●便秘時

- プルゼニド，ラキソベロン液
- 酸化マグネシウム

●不眠時

- マイスリー
- 加味帰脾湯　　など

〈授乳中禁忌の薬〉 赤字は副作用

- 抗癌剤全般 (シクロホスファミド, メトトレキサートなど)
    - → 児の免疫抑制, 成長障害, 発癌性 などの可能性あり。
- テストステロン誘導体 (ダナゾール)
    - → 男児の性早熟, 女児の男性化
- アンカロン (アミオダロン)
    - → 含有するヨードが高濃度になって児に移行する。影響未知。
- クリアミン (エルゴタミン)
    - → 乳汁分泌抑制作用＋乳児に嘔吐, けいれん, 下痢
- ドパミン受容体作動薬 (レボドパ, ブロモクリプチンなど)
    - → 乳汁分泌抑制作用あり

〈乳児への何らかの影響があると考えられる薬〉

Point

- これらを母が服用しているときは, 乳児もその薬の影響(特に神経系の発達に)を受ける可能性があることを説明しなければならない。

●抗不安薬

- ソラナックス (アルプラゾラム)
- セルシン (ジアゼパム)
- ドラール (クアゼパム)
- ワイパックス (ロラゼパム)

●抗うつ薬

- 選択的セロトニン取り込み阻害薬 (SSRI)
    - パキシル (パロキセチン), デプロメール, ルボックス (フルボキサミン)
- 三環系
    - トフラニール (イミプラミン), トリプタノール (アミトリプチリン), アモキサン (アモキサピン), アナフラニール (クロミプラミン), ノリトレン (ノルトリプチリン)
- その他
    - レスリン (トラゾドン)

●抗精神病薬

- コントミン (クロルプロマジン), セレネース (ハロペリドール)

略語 SSRI：selective serotonin reuptake inhibitor 選択的セロトニン再取り込み阻害薬

●抗ウイルス薬

- ・アデホビル (ヘプセラ)
- ・ラミブジン (ゼフィックス)
- ・リバビリン (レベトール, コルガス)

●その他

- ・フラジール (メトロニダゾール)

〈母乳をあげた乳児への影響が実際にあった薬〉

- ・βブロッカー
    - アセタノール (アセプトロール)：徐脈, 低血圧
    - テノーミン (アテノロール)：徐脈, チアノーゼ
- ・潰瘍性大腸炎治療薬
    - ペンタサ (5-アミノサリチル酸系)：下痢
    - サラゾピリン (スルファサラジン)：血性下痢
- ・バファリン (アスピリン)：代謝性アシドーシス
- ・クリアミン (エルゴタミン；片頭痛治療薬)：けいれん, 下痢, 嘔吐
- ・タベジール (クレマスチン；抗ヒスタミン薬)：項部硬直, 易刺激性, 傾眠
- ・フェノバール (フェノバルビタール；抗てんかん薬)：けいれん, メトヘモグロビン血症, 鎮静

このほかにも, 母乳中に移行して児に影響を与えるものがありますが, 聞いたことがある薬, よく使う薬を挙げました。妊娠中の薬と同様, わからない薬は調べてから処方すること。

［参考文献］
1) 大分県『母乳と薬剤』研究会 編：母乳とくすりハンドブック, http://www.oitaog.jp/syoko/binyutokusuri.pdf
2) 国立成育医療センター：「授乳中に安全に使用できると考えられる薬」「授乳中の使用には適さないと考えられる薬」, https://www.ncchd.go.jp/kusuri/news_med/druglist.html

2 くすりのこと

小児の薬

Point

- 小児に薬を処方するときは，"体重 (kg) あたり1日何mg (何mL) か"を常に考える。○mg (○mL) /kg/日

ここでは，よく使う薬の投与量を挙げます。ここに記載されていないものは，上級医に確認するほうが安全。また薬剤本で確認してから処方すること (小児専用の薬剤本もある)。

●発熱時

青字は一般名

- カロナール，アンヒバ坐剤 (アセトアミノフェン)：1回10mg/kg，頓用，4〜6時あけて

●抗菌薬

- セファメジンα (CEZ；セファゾリン)
  ：50〜100mg/kg/日，2〜3回に分けて
- ユナシンS (SBT/ABPC；スルバクタム・アンピシリン)
  ：60〜150mg/kg/日，3回に分けて
- サワシリン (AMPC；アモキシシリン)
  ：20〜50mg/kg/日，3回に分けて

●喀痰排出促進薬

- ムコダイン (カルボシステイン)
  ：30mg/kg/日，2〜3回に分けて
- ムコソルバン (アンブロキソールハイドロクロライド)
  ：0.9mg/kg/日，2〜3回に分けて

●整腸薬

- ミヤBM：0.1mg/kg/日　3×

●熱性けいれん

- ダイアップ：0.4mg/kg，挿肛

輸液量は→ p.27「基本的な輸液量」にて算出

略語 TZ：traubenzucker　ブドウ糖

初期研修医に
必要な
手技のコツ

駆血帯の巻き方

Point

- 「きつく巻きますので痛かったら教えてください」と声をかけてから巻くと親切。
- 駆血帯を伸ばしてから巻く。患者さんの腕に巻いてから伸ばすと，ゴムで皮膚が引きつれて痛い。

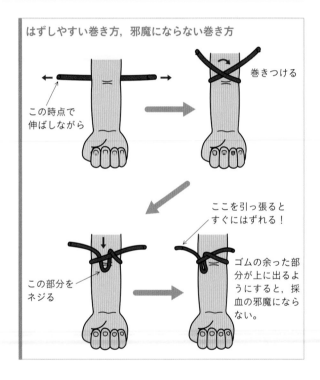

はずしやすい巻き方，邪魔にならない巻き方

この時点で伸ばしながら

巻きつける

ここを引っ張るとすぐにはずれる！

この部分をネジる

ゴムの余った部分が上に出るようにすると，採血の邪魔にならない。

静脈内投与

・薬の投与前に気泡を抜く（末梢からなら20mLまで空気が入っても大丈夫と言われているが，なるべく抜く）。

・点滴がつながっていないルートから投与する場合，薬投与後，ヘパ生（ヘパリン生食）でフラッシュすること。

> でないとルート内に薬が残ったままで，血管内に入っていかない。

・薬剤によっては，急速静注で心停止等をきたすものもあるので，投与する前に確認する！（ex. アレビアチン，ワソランなど）

●三方活栓

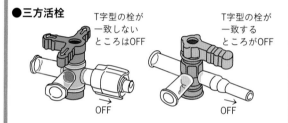

T字型の栓が一致しないところはOFF

T字型の栓が一致するところがOFF

OFF

OFF

局所麻酔

・針は23Gまたは25G。

・1%キシロカインを使用する。末梢に使用する場合はエピネフリン入りは禁忌。

> 壊死するリスクあり

・まず表皮へ注入し，皮膚を膨隆させてから，少しずつ深部へ針を進める（針を進めるたびに吸引してから麻酔薬を注入すること）。

・吸引して血液が引けてこない（血管内ではない）ことを確認してから注入する。

・針を引き抜きながら薬を撒く方法もある。

皮下注射

Point

- 垂直に刺したり，針が長い場合は筋肉注射になってしまうことがあるので注意。
- インスリンの自己注射など，大腿や腹部の皮下にも投与可能。
- 薬液を投与する前に痺れがないか確認する。
- 痺れや逆血があった場合は速やかに針を抜き，再度やり直そう。

●準備するもの

・23Gや27G針，注射器，アルコール綿

●穿刺部位

・肩峰と肘頭を結んだ上腕後側正中線の下1/3の部位

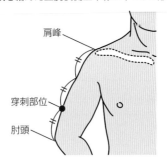

肩峰

穿刺部位

肘頭

●手順

- 適切な注射部位を探し，アルコール綿で消毒する。
- 穿刺部の皮膚を左手でつまみ，30°の角度で穿刺する。
- 陰圧をかけて逆血がないことを確認した上で注射をする。

筋肉注射

Point

- ・適切な注射部位の選択。
- ・感染が疑われる部位および出血傾向の患者さんの場合には上級医に相談する。

●準備するもの

・23Gや27G針，注射器，アルコール綿

●手順

① 適切な注射部位を探す。
　ベストは中殿筋，その他は上腕（三角筋）。
・中殿筋の場合
　患者さんに腹臥位になってもらい，お尻を4等分した交点から右斜め上45°に引いた線の外側1/3の領域（図の赤斜線部）に注射する。
・上腕（三角筋）の場合
　患者さんに肩を出してもらい，肩峰の3横指下に注射する。

② 位置が決まれば消毒をする。

③ シリンジをペンをもつように握り，皮膚に対してほぼ垂直に素早く刺す。

④ しびれなどがないか質問し，なければ血液の逆流がないことを確認した上で，注射をする。

⑤ 素早く針を抜き取り消毒し，止血の確認をする。

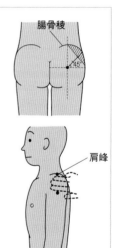

腸骨稜

肩峰

採血・静脈確保

- まず，駆血帯を巻く。"確実に入る"と確信がもてる血管を念入りに探す。
  自信がないのに刺すと必ず失敗する。
  失敗して患者さんに痛い思いをさせるよりは"血管探し"に時間をかける方がよい（目印をつけたり，指で血管のふちをマークしてもよい）。

> ただし，自信のもてる血管が1つもない，難易度の高い患者さんもよくいる。そのときは当たりをつけて刺すしかない。

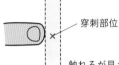

穿刺部位

触れるが見えない血管は，指でマーク

- 痛いのは，皮膚を貫くときなので，皮膚の部分（初め）は素早く刺す。
- 穿刺部位より末梢から皮膚を引っ張りテンションをかけて刺す（特に高齢の患者さんは，皮膚がよれてずれてしまうことがある）。血管も逃げないようしっかり押さえる。
- すぐに逆血が来なくても慌てない。血管の走行に平行に針を進めていけば，必ず血管に当たる！（と思ってやる）

留置針の選び方（目安）

普通の補液のみ →22G
手術時，輸血時 → 20G or 18G ⎫
救命センター初療 → 18G ⎬ 太い針
CTなどの造影剤使用時 → 20G以上 ⎭
（血管が細くてどうしても入らない人 → 24G）

G：ゲージ（数字が小さいほど太い針）

動脈採血

- 大腿動脈，上腕動脈，橈骨動脈から行うことが多い。
- 大腿動脈は太くて確実。しかし患者さんが恥ずかしがる場所でもある。太い血管のため血腫ができやすい。

> なるべく細い針(23G)を選び，採血後5分は自分の手で押さえる(砂嚢をのせるだけでは血腫ができてしまうことあり)。また，太った人では難しいこともある。

- 上腕動脈は，患者さんにとっては抵抗が少ない部位だが，周囲に正中神経もあり，ややリスクがある。よく触れるときは選んでOKだが，中で探るのは×。
- 橈骨動脈は触知しやすい動脈だが，細いため当たりにくいこともある。
- 動脈を2本の指先で触れて，必ず指と指のど真ん中を刺す。

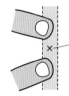

穿刺部位

皮膚穿刺後，針先でも
動脈の拍動を感じる。
動脈は，静脈と違って
血管壁を貫くときの感
触がわかる。

- 皮膚と，動脈壁を貫くときが痛いので素早く刺す。

2〜3回トライしても入らず，患者さんから苦情を言われることもあるが，めげずに頑張ろう。
自分で回数を重ねて刺すよりは先輩に助けを求めるのも1つの手。自分との違いを学ぼう(先輩でも入らないこともよくあること)。

先輩からの
アドバイス

血液培養検査

Point

- 適切な採血可能部位を探す（時間をかけてもいいので，しっかりと探していかないと繰り返すことになり，患者さんの負担になってしまう）。
- 雑な手技による菌の混入をなくす。
- 1人でやることはかなり困難なので，介助を誰かにお願いする。

●準備するもの

好気ボトル，嫌気ボトルで1セット

- 血培ボトル　2本×2セット（基本2セット，3セットやることもある。小児では多量の採血はできないため1本で可）
- 20mLシリンジ　2本（1セットに1本）
- 注射針　22G×2
- イソジン，アルコール綿
- 滅菌手袋（自分のサイズのもの），マスク，帽子
- ラミシーツ
- 駆血帯

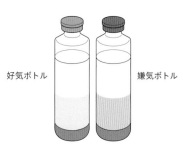

好気ボトル　　　　　　　嫌気ボトル

先輩からのアドバイス

- その前に，しっかりマスクと帽子を装着しましょう。雑菌の混入をできる限り減らすために大切なことですよ！
- イソジンよりもその前のアルコール綿消毒の方が重要！！

●手順

実施者	介助者
①患者さんの血管を探す（肘正中皮静脈，大腿動静脈など）。	①道具を用意し，実施者がやりやすいようにサポートできる体勢をつくる。道具がなくてあたふたしないように準備が大切。
②部位が決まったら，まずアルコール綿でしっかり（ごしごし）消毒。	②イソジンを渡す。
③イソジンで2回か3回，しっかり消毒し，しばらく待つ。	③シリンジ，注射針を清潔に渡す。
④待つあいだに採血の準備をする。まず滅菌手袋をし，シリンジ，注射針を清潔操作で受け取る。	④血培ボトルのキャップを外し，ゴム栓部分をアルコール綿で消毒してそのまま被せておく。
⑤消毒が乾いているのを確認し，採血する（狙いを決めたら迷わず行う）。	
⑥十分な血液の量を確保（血培ボトルは3〜10mLで培養可能だが，できる限り1本8〜10mLは使いたいので，計16〜20mL採血）。	検体量が多いほうが菌が培養されやすい，といわれるため。
⑦素早く針を抜き，介助者へ。反対の手で止血。	⑤シリンジを受け取る。
⑧消毒し，イソジンをきれいにする。手技終了。	⑥嫌気性ボトル → 好気性ボトルの順に分注。
	1本目に分注した後シリンジ内に空気が入りやすいため，空気が入ってはならない嫌気性ボトルから行う。

もう1セットのときは同様の操作を繰り返す。

中心静脈確保（CV）

Point

- 事前に十分本などを読み，シミュレーションしておく。
- 手技前の準備もしっかり行う。患者さんのベッドの高さや体位，道具が取りやすい位置にあるかなどをチェック！この段階で手技がうまくいくか決まるといっても過言じゃない！
- 刺入部も時間をかけていいから慎重に決定する。
- 事前にエコーで血管の走行を確認する。

> 動脈と静脈の区別：
> エコープローベで圧迫すると静脈はつぶれる。血管の走行もしっかりcheckしておこう！！

頸部エコー　短軸像1

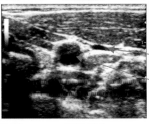

内頸静脈
（エコーによる圧迫時）

総頸動脈

頸部エコー　短軸像2

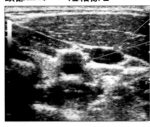

内頸静脈
（エコーによる圧迫解除時）

総頸動脈

エコープローベにより
圧迫すると静脈は潰れる。

頸部エコー　長軸像

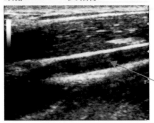

短軸像と長軸像をみることで，動脈，静脈の位置関係，走行などを確認する。

内頸静脈

略語　CV：central vein　中心静脈

●準備するもの (→ p.200)

- ・CVキット (キットにより使い方にやや違いがある)
- ・消毒薬 (イソジンなど)
- ・滅菌手袋, 帽子, マスク, ガウン
- ・ガーゼ (少し多めに)
- ・シリンジ (5mL, 10mL) (ヘパリン生食を使ってもよい)
- ・23G, 22G針 (数本用意しておく), 18G針
- ・輸液バッグと延長チューブ (シングルルーメンなら1セット, ダブル・トリプルルーメンなら2セット・3セット必要)
- ・2-0縫合糸
- ・ドレープ (穴あき)
- ・三方活栓 (必要なら)
- ・局所麻酔の薬

●手技

①胸鎖乳突筋の鎖骨部・胸骨部のあいだにできる三角形の頂点, 総頸動脈の位置を確認する。

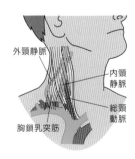
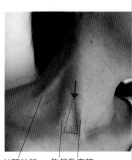

外頸静脈　　胸鎖乳突筋

②三角形を中心に頸部まで広く消毒する。穴あきドレープなどをかける。

③総頸動脈を触知し, 穿刺しない方の手で軽度内側にずらす。

④三角形の頂点付近の穿刺予定部位（↓）の皮膚，皮下に局所麻酔をする（23G）。そのまま皮膚に対して45〜60°の角度で，同側乳頭の方向へゆっくり針を進める（試験穿刺）（局所麻酔注入前には必ず逆血がないことを確認）。

⑤静脈血の逆流が良好に認められたら，刺入部と角度を覚えて針を抜去し，キットの本穿刺用針，シリンジで本穿刺を行う。良好な逆血により静脈内への到達を確認し，内筒を取り除く。その際，空気塞栓，過剰な出血を防ぐため，指で外筒を閉鎖しておく。

⑥留置した外筒を通してガイドワイヤーを15cm程度挿入する。抵抗があるようなら無理せず，ガイドワイヤーを抜去し，シリンジにて逆血を確認する。逆血が良好なら再度ガイドワイヤーを挿入する。

⑦ガイドワイヤーを挿入したら，ガイドワイヤーが抜けないように把持しながら外筒を抜去する。

⑧ガイドワイヤーを切らないように，キット内のメスや，18G針などで皮膚刺入部を1〜2mm広げ，ダイレーターを3〜4cm挿入し，皮下組織を広げる。

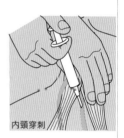

内頸穿刺

⑨ダイレーターを抜去し，CVカテーテルを挿入する（成人で15cmを目安にする）。この際，ガイドワイヤーがすべて入ってしまわないように，端を必ず把持しておく。

⑩ガイドワイヤーを抜去し，シリンジにて血液を吸引し，正しく静脈内に留置されていることを確認する。その後，ヘパリン生食などでフラッシュする（このとき，カテーテルが開放状態にならないように，三方活栓をつけておくとよい）。

⑪カテーテルを縫合固定し，透過性のドレッシングで刺入部を被覆。用意しておいた輸液を開始し，正常に滴下されることを確認する。

⑫ポータブルX線撮影を行い，カテーテルの位置 →❶，気胸の有無などを確認する。

❶

CVカテーテルの留置位置

1. 右側のCV は　　　　　に留置。　　　　　だとまれに
   奇静脈に迷入することがある。
2. 左側のCV は　　　　　もしくは　　　　　に留置。
   　　　　　だと血管壁とCVの角度が鋭角にならなくなり，
   血管壁を貫く危険性がある。

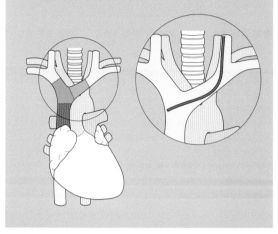

(Stonelake PA et al.: Br J Anaesth. 2006. 96: 335-40. https://bjanaesthesia.org/
article/S0007-0912(17)35205-4/fulltext
https://clinicalgate.com/procedures-for-vascular-access/ を参考に作成)

Chapter 3 初期研修医に必要な手技のコツ

胸腔穿刺

Point

- ・胸水のたまっている患者さんに対し，胸水の性状を調べたいとき，胸水によって呼吸困難を生じているとき，胸水を減らしたいときなどに行う。

●**準備するもの**（→ p.202「穿刺・チューブ挿入で共通して準備するもの」）

- ・イソジン
- ・滅菌手袋
- ・帽子
- ・マスク
- ・18Gの静脈内留置針（穿刺用），20mLのシリンジ1本
- ・23Gの針，10mLのシリンジ（麻酔用）
- ・1%キシロカイン
- ・50mLのシリンジ2本（胸水を抜く用）
- ・三方活栓
- ・排液入れ

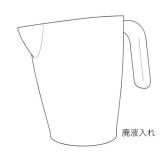

廃液入れ

先輩からのアドバイス

はじめは上級医についてもらい行います。肺を刺して気胸をつくってしまうのが怖いので，エコーで念入りに場所を決めよう。1つ1つの作業を行うとき，患者さんの体に触れるときは声かけをしながら行うこと。黙って行うと，患者さんの不安が増してしまいます！

●手順

① 患者さんの体勢を整える。

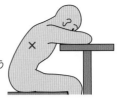

テーブルに両腕を
のせ，座ってもらう

② エコーで穿刺部位を決める。
・第6〜7肋間，中または，後腋窩線上の肋骨上縁で探す（下縁は肋間動脈・静脈・神経が通っていて危険）。
・エコー上，最も胸水（echo free space）が深く，肺が近くにないところを見つける。
・穿刺部位を決めたら，油性マジックで×印をつける。

③ 消毒
　×印を中心に3回消毒

④ 局所麻酔（→p.85）＋試験穿刺
　イソジンが乾いたら，局所麻酔をする。麻酔は皮下，胸膜の部分が痛みを感じるため，そこを中心に。針を進めるときはシリンジで陰圧をかけながら進める。針を進めていき，胸水が引けてきたら針を抜く。

⑤ ④と同じ部位，同じ方向で，18Gの静脈内留置針に三方活栓，20mLシリンジをつけたもので穿刺する。このときも陰圧をかけながらゆっくり進める。胸水が引けてきたら，三方活栓を閉めてシリンジをはずす。

⑥ 50mLシリンジで胸水を抜いていく。抜くときは三方活栓を開け，シリンジをはずすときは閉める，を繰り返す（50mLシリンジ2本を交互に使っていくと効率がよい）。

⑦ 抜いた胸水の量を確認しながら行う。1回に抜く量は1,000mLまで。それ以上抜くと血圧が下がったり，気分が悪くなったり再膨張性肺水腫になったりしてしまう。胸水が引けなくなったり，気分が悪くなったらそこで終了。

> ちなみに，胸腔ドレーンから排液するときは，500mLずつ，30分〜1時間かけて1,000mLまで抜いていく。気分が悪くならなければ，1,000mLまではどんどん抜いていって大丈夫。

⑧ 胸部X線撮影をして，胸水量の変化，肺の広がり，気胸の有無などをチェックする。

⑨ カルテに胸水の性状，何mL抜いたかを記載する（胸水の一部を検査に出す）。

腹腔穿刺

●準備するもの（→ p.202「穿刺・チューブ挿入で共通して準備するもの」）

- 静脈内留置針
  （20Gまたは18G）
- 局麻用キシロカイン
- 局麻用シリンジ（10cc）
- 注射針（23G）
  〔穿刺液吸引用シリンジ（10cc
  または20cc）〕
- 滅菌手袋, ラミシーツ, ガーゼ

- エコー
- 消毒用イソジン
- 持続で排液する場合は
  排液用のバケツなど
  排液用ルート
  穿刺針固定具
  （切った紙コップなど）

●持続排液の場合

① エコーにて腹水の貯留，腸管の場所を確認する。腹水が多量に貯留しており，腸管と腹壁との距離が遠い，安全に穿刺できる場所を探す（McBurneyなど）。決めたら印をつけておく。ペンだと消えてしまうこともあるので，爪で×印をつける，または，注射針のキャップを押しあてて○印をつける。

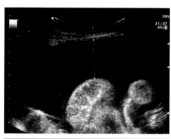

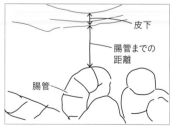

皮下

腸管までの
距離

腸管

②患者さんの腹部下（穿刺部）にラミシーツを敷く（シーツを汚すと看護師さんに怒られることもあるし，シーツ交換は患者さんにも看護師さんにも大変な負担）。

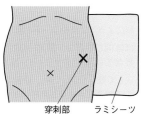

穿刺部　　ラミシーツ

③穿刺部を消毒する。中心から外側に向かって同心円を描くように（→p.111）。

④滅菌手袋をつけ，手袋の袋などで清潔野を作り，使用する器具を補助者に出してもらい受け取る。局麻用キシロカインは補助者と協力してシリンジに吸引する。

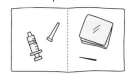

⑤患者さんに声かけをして，穿刺部へ局麻を注入する。皮下に麻酔したあと，深部まで麻酔を注入していく。少し針を進めるごとにシリンジを引き陰圧にし，血液や，腹水が引けないことを確認する。

⑥穿刺部に麻酔が十分効いたことを確認した後，留置針を刺入し，腹水の逆流を確認して，外筒を留置する。腹水の流出を確認してルートを接続する。ルートはガーゼなどで巻き，紙コップなどを使って固定する。排液はバケツや専用のバッグなどにためる。

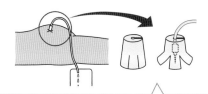

約1,000mL／時のスピードで排液するとよい。排液中は小まめに血圧を計測するなど，様子を観察する。血圧↓時はスピードを落とすなどして対応する。

Chapter 3

初期研修医に必要な手技のコツ

腰椎穿刺（ルンバール）

Point

- ・科によっては末梢ルートと同じくらい頻繁に行う手技。
- ・ほぼ同じ手順で，髄注(神経内科)，腰椎麻酔(麻酔科)，脊髄腔造影(ミエログラフィー，整形外科)もできる。
- ・決して難しくはないが，脊髄の近くに針を刺す恐ろしい手技なので慎重にやることを忘れない！！

●**準備するもの**（→ p.202「穿刺・チューブ挿入で共通して準備するもの」）

- ・スパイナル針
- ・滅菌手袋
- ・消毒
- ・ガーゼ
- ・シリンジ (10mL)
- ・局麻用キシロカイン
- ・23G針

（必要に応じて）スピッツなど（検体容器），圧測定用ルート

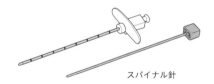

スパイナル針

先輩からのアドバイス

- ・初めて実技をする前には，あらかじめきちんと手技本を読み，先輩がやるのをじっくり見てイメージを作っておこう。
- ・患者さんにとっては何をされているのか見えない手技。1つ1つ声かけをしながら進めていくことで不安を減らしてあげよう。

●手順

どんな手技も準備が一番大事！ 抜かりなく準備をする。

① 患者さんにはしっかり背中を丸めてもらう。

> 体位はしっかりとってもらおう。腰椎穿刺成功のカギ！

② 穿刺部位を確認。印をつけておく（消毒で消えないように）。

③ 背中を広く消毒。手袋をつける。

> 爪やボールペンの先で印をつけるとよいです。

④ 刺入部に局麻を打つ。

⑤ ルンバール針をゆっくりと刺入。
- 左右の腸骨稜を結んだ線（Jacoby線）の上にくるのがL4。これを目安に成人はL2以下，小児はL3以下の棘間を刺す。低い位置の方が馬尾なので安全。

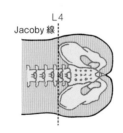

L4
Jacoby線
ヤコビー

- 針を進めるときはゆっくり慎重に。焦る必要はまったくなし！
- 患者さんの体位のわずかのズレで左右がズレてしまうので，いろいろな視点から見て患者さんの正中をしっかり刺すようにする。

⑥ 少し針を進めるごとに内筒を抜き，骨髄流出の有無を確認する。

> 慣れれば手の感触で針がクモ膜下腔に達したことがだいたいわかるようになるけど，リスクはできるだけ回避しよう。怖いから。

⑦ 髄液の流出が確認できたら内筒を抜き，髄液圧測定や検体採取を行う。

⑧ 髄液糖と比較するために，採血で血糖を確認しておく。

経鼻胃管（NG チューブ）

Point

胃内容の吸引や洗浄，上部消化管出血の有無の確認，経腸栄養，腹部手術などに胃管を入れる。

●準備するもの

・胃管（14Fr または 16Fr）
・キシロカインゼリー
・手袋，ガーゼ

●手技

① 胃管の先端と鼻孔にキシロカインゼリーを塗る。鼻孔のキシロカインゼリーは患者さんに吸ってもらう。

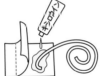

胃管の入っていた袋を
利用してキシロカイン
ゼリーをつける。

② 鼻孔より胃管のカーブが下向きになるように胃管を挿入する。胃管をほぼ垂直に立てて押し進める。すぐつかえてしまうときは，反対側の鼻孔を試してみる。

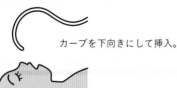

カーブを下向きにして挿入。

略語　NG チューブ：nasogastric tube　経鼻胃管

③胃管が咽頭に達したら，胃管を180°回転させ，胃管の先端の
カーブを下向きにする。「つばを飲んでください」などと嚥下
を指示し，嚥下に合わせて進めていく。

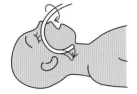

180°回転させ，食道に
入りやすくする。

④胃管を50〜60cm挿入し，
　(1) 胃内容物が吸引できるか
　(2) シリンジで空気を入れ，胃に空気が入るのを聴診でき
　　　るか
　(3) ポータブルX線撮影を行い，カテーテルの位置を確認
　　　する。
上記(1)〜(3)で確実に胃内に留置されていることを確認する。

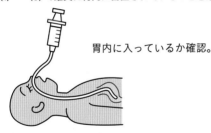

胃内に入っているか確認。

⑤胃内に入っていることが確認できたらテープで固定する（胃
管が鼻孔に接触しないように固定する。長期挿入する場合，
接触していると潰瘍ができてしまう！）。

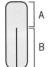

テープに切り込みを入れAを鼻に
つけ，Bを胃管に巻きつけて固定
する。

先輩からの
アドバイス

あくまでこれは基本。慣れれば
管のカーブなんて関係ないです。

胸腔ドレーンの管理

胸腔ドレーンは気胸, 血胸, 膿胸, 乳び胸などの胸水 (多量), 開胸術後などのとき挿入され, 肺の虚脱を改善し, 出てきたものの性状をみるための役割があります。
自分一人で挿入する機会は研修医のうちは少ないと思いますが, 挿入された胸腔ドレーンの管理はできないといけません。

先輩からのアドバイス

❶チェストドレーンバッグ

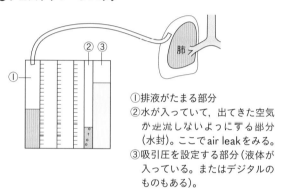

①排液がたまる部分
②水が入っていて, 出てきた空気が逆流しないようにする部分 (水封)。ここでair leakをみる。
③吸引圧を設定する部分 (液体が入っている。またはデジタルのものもある)。

❷胸腔ドレーンをみるポイント

air leakはないか？
②の部分にポコポコ空気が出てきたら, "air leakがある" という。
air leakありなら,
　・肺 (または気管支) から空気がもれている。
　・胸腔内に残った空気が出てきている。
　・ドレーンとチェストバックの接続がはずれている。
　・回路からの空気漏れなどの可能性あり。

排液の量，色，透明か？ → ①の部分をみる
・1日量（mL/日）：1日に産生される胸水の量は80mLといわれており，1日の排液量がそれ以下ならドレーンを抜いても胸水は溜ってこないと考えられる。手術後であれば，150mL/日以下で，air leakがなくなり，胸部X線で肺の膨張が確認できれば抜管できる。

胸水貯留がある場合，"見た目"から原因を推定できる。
・淡黄色，透明
　胸水検査をすることにより，漏出性と滲出性に分けられる。
　漏出性：心不全，肝硬変，低蛋白血症など
　滲出性：結核性，癌性胸膜炎など

Light の基準（以下のうち1つでも満たせば滲出液）

1. 胸水TP/血清TP＞0.5
2. 胸水LDH/血清LDH＞0.6
3. 胸水LDH＞220（血清LDHの上限）×2/3≒146.6
　ほか，滲出液は混濁していることもある。

・血性：結核性，癌性胸水，出血など
　　　　200mL/時以上の出血があるとき→手術で止血！
・白色：乳び胸
・膿性：細菌や結核による膿胸

呼吸性変動はあるか？ → ②の部分をみる
・呼吸によって②に入った水の水面が上下すれば，"呼吸性変動あり"という。
・呼吸性変動があれば，ドレーンがちゃんと胸腔内に入っているといえる。
　ただし，肺が広がってきてair spaceが小さくなってくると，呼吸性変動がみられなくなるが，それは正常
　（→胸部X線で肺が広がっていることをチェックする）。

呼吸性変動がなくて異常なとき

・ドレーンの先が葉間や胸壁に当たっている。
・ドレーンが抜けて胸壁内にある（皮下気腫が増える）。
・ドレーンがつまっている。
・ドレーンが折れ曲がっている，などが考えられる。

Chapter 3　初期研修医に必要な手技のコツ

❸チェストドレーンバックの交換

病棟で頼まれることがあるのは，排液がいっぱいになったチェストドレーンバックの交換である

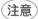 注意

電源を入れないうちにドレーンを開放してはいけない！

●手順

ドレーンチューブを鉗子でクランプ

バックを交換

電源を入れる（陰圧の設定を確認）

クランプをはずす

 電源を入れないうちにクランプをはずしてしまうと，胸腔内は陰圧のため，バック内の空気が胸腔に入ってしまう！

導尿

- 男性16Fr，女性14Frくらいをチョイス
  （Fr：フレンチ＝Fr/3mmが内腔の直径）。

- 女性は尿道の位置にバリエーションがあって難しいこともある。

- バルーンは尿の流出を確認してから膨らます（膀胱に入る前に膨らませてしまうと尿道損傷！）。

- 前立腺肥大で抵抗のある患者さんには無理に入れない（泌尿器科ドクターへコンサルト）。

- 男性の場合は，陰茎を上へ持ち上げると入りやすい。

導尿バック

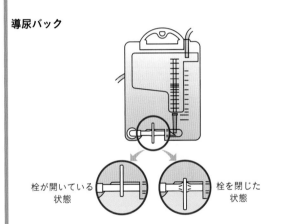

栓が開いている　　　　　　　　　　栓を閉じた
状態　　　　　　　　　　　　　　　状態

開封時は栓が開いた状態。そのままだと尿が流出してしまうので，挿入前に必ず栓を閉じよう。

気管挿管

●準備するもの

- ・枕
- ・バッグバルブマスク
- ・気管チューブ
　（目安として男性8.0mm,
　女性7.5mm）
- ・スタイレット

- ・喉頭鏡
- ・手袋
- ・吸引
- ・キシロカインゼリー
- ・カフ注入用シリンジ

> 気管チューブはカフ漏れがない
> ことを確認し, スタイレットを入
> れて先を曲げておく。喉頭鏡は
> 点灯するかチェック!

マーフィー孔

> スタイレットはマー
> フィー孔の直前まで
> 入れる。
> チューブは先の部分
> を曲げておく。

●手順

① まずは手技を行う環境を整える。静脈確保, モニタリングをし, 枕を入れる。患者さんの頭頂部がベッドの頭側ギリギリになるよう体を動かし, 挿管しやすいようにベッドの高さを調節する（患者さんの頭頂部が自分のおへそにくるくらいの高さにする）。

② 手袋をはめて, 十分にマスク換気する。バイタルチェック。

③ 患者さんの頭部をやや後屈させ, 下顎を押し下げ, 右手の母指と示指を交差するように大きく開口させる。顎をはずす感じで視野を確保する。

> 口腔内の状態は事前にチェックしておこう。入れ歯ははずして
> もらい, 差し歯, ぐらぐらする歯があれば注意!

④ 喉頭鏡のブレードを右に傾け, 舌を左側によけながら挿入。このとき, 上口唇を巻き込まないようにする。喉頭鏡をまっすぐに戻しながら, できるだけ奥まで進める。喉頭鏡が正中にあることを意識しつつ, 喉頭蓋が落ちてくるまで少しずつ喉頭鏡を抜いていく。喉頭蓋がみえたら,

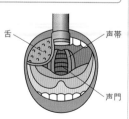

舌　　声帯

声門

喉頭蓋の付け根を押すようにブレードの先端を進める。喉頭鏡を前上方に押し上げると声帯がみえてくる。

> このとき、腰を曲げてのぞきこんではダメ。背筋は伸ばしたまま、広い視野をもとう！

⑤声帯から目を離さず、落ち着いて気管チューブを口の右側から入れる。気管チューブが声帯を越えたら、ゆっくりスタイレットを抜く。スタイレットを抜くとき、チューブが抜けてしまうことがあるので注意する。気管チューブを目印の線まで進める。

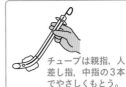

チューブは親指、人差し指、中指の3本でやさしくもとう。

⑥カフに空気を入れ、気管チューブをしっかり押さえながら、バックバルブマスクを付けて換気し、気管に入っているか確認する。

☑チェック

- □ 胸壁が上がるか？
- □ 胸部聴診で左右差なく呼吸音が聴こえるか？
- □ 胃の聴診で空気が入る音が聞こえないか？
- □ 呼気CO_2モニター（カプノメーターなど）でCO_2が検出されているか？
- □ 気管チューブがくもるか？

⑦頸部聴診し、気道内圧を確認しながらカフの空気量を調節する。

⑧気管チューブは男性22〜23cm、女性20〜22cmで固定。バイトブロックも一緒に固定する。

⑨ポータブルX線撮影を行い、気管チューブの位置を確認する。

> 気管挿管は手技に夢中になってしまい、他のことを忘れがちなので、常にバイタルをチェックするよう心がけよう。挿管直後はバイタルが大きく動きます。喉頭展開がうまくいかないことは、よくあることです。無理せず、仕切りなおすことも大切です。

手術に関連するあれこれ

Point

- 外科で研修する際，手術に入ってお手伝いをする(科によっては術者をさせてもらえることもある)機会があります。その際，最も大切なのが，清潔・不潔の概念です。
- 術野はもちろん，ブルーのシートがかかっている場所は，すべて滅菌された清潔野です。触ってよいのは手洗い後，滅菌手袋，ガウン着用をした後です。それまでは不潔な手・体でブルーの場所を触らないようにしましょう(逆に，手袋をした後，不潔な場所を触ったら，手洗いからやり直しです)。

●手洗い

以前はブラシでこすり洗いをしていたが，最近はしない傾向。ブラシで皮膚を傷つけると，逆に不潔になるという考えもあり，1回よく手を洗った後で，

消毒液をもみ込む

▼

乾燥させる

という過程を3回行って終了とする(科や病院によって，多少の違いはある)。

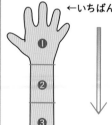

←いちばん清潔にしたい所は❶

- 手洗い，手を拭くときはこの方向へ。必ず一方向で，行ったり来たりしない。
- 水は低いほうに流れるので，手洗いのとき手を下に下げない(汚い水が指先に流れてしまう)。

●消毒

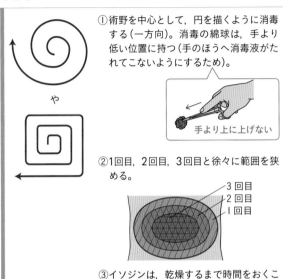

①術野を中心として，円を描くように消毒する（一方向）。消毒の綿球は，手より低い位置に持つ（手のほうへ消毒液がたれてこないようにするため）。

手より上に上げない

②1回目，2回目，3回目と徐々に範囲を狭める。

- 3回目
- 2回目
- 1回目

③イソジンは，乾燥するまで時間をおくことで殺菌作用を発揮する（約2分）。

研修医でも，最後に皮膚の縫合をさせてもらえることは多いものです。具体的な縫合のしかたや糸結びは上級医に教わりながら，コツをつかんでください。

●縫合

上手くいくポイント

①針は皮膚と直角になるように刺すと力を入れずとも入っていく。

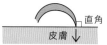

直角
皮膚 ↓

②針のカーブに沿ってすすめる。

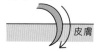

皮膚

③創を中心に均等になるように針先を出す。そうしないと創がずれてきれいに閉じない。

出 •┼┼• 入

④マットレス縫合
2回目は，1回目と同じ部位の表層をすくいとるイメージ。

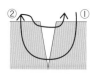

② ①

この他，研修医の仕事としては，吸引・鉤引きなどがありますが，ポイントは，術者が手術しやすい視野を確保することです。たまに遠くて術野が見えにくいこともありますが，術者の気持ちになってみると，どうすればよいかに気づきます。

先輩からの
アドバイス

創傷処置

●創傷処置

- 昔は創傷処置といえば，消毒・ガーゼ交換を毎日行っていたが，最近では考え方が変わり，そのような方法はほとんど行われなくなった。

- 創部をフィルム等で密閉し湿潤環境を保つことで，より早く，よりキレイに治ることがわかってきた。

- 消毒も必ずしも必要なく，むしろ創部に集まった好中球などの細胞や，組織を修復するためのサイトカインを傷害してしまうと考えられている。生理食塩水での洗浄が推奨されている。

- 明らかな感染・汚染創では消毒が必要になることもあるので，創傷の状態をしっかり確認することが重要。

●創傷被覆材

一般的には滲出液の量でどのドレッシング材を使用するかを決定する。主に以下のような物が用いられている。

- ポリウレタンフィルムドレッシング
  （商品名：テガダーム，オプサイト，IV3000）
  滲出液が少量の創傷に使用。水蒸気や酸素が透過でき，内部が蒸れないようになっている。創傷以外にも，水疱の保護，褥瘡の予防，他のドレッシング材の密封用等にも使用される。

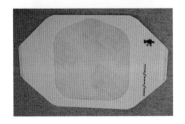

Chapter 3 初期研修医に必要な手技のコツ

- ハイドロコロイドドレッシング
  （商品名：カラヤヘッシブ，デュオアクティブ）
  滲出液が中等量の創傷に使用。親水性コロイドが滲出液を吸収することで湿潤したゲルとなり，このゲルが創傷治癒に最適な環境を作る。

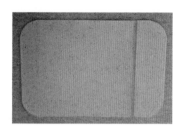

- ポリウレタンフォームドレッシング
  （商品名：ハイドロサイト）
  滲出液が多い創傷に使用。高い吸水性をもち，滲出液を吸収し，創傷には適度な湿潤環境を保つ。ハイドロコロイドのようにゲル化して溶けないので扱いも簡単。ドレッシング材自体に厚みとクッション性があるため，外力による痛みを伴う場合にも適している。

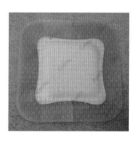

当直

電話対応の仕方

●腹痛を主訴に電話をしてきた患者さんへの対応例

まず自己紹介をしてからスタート

⬇

①年齢・性別（名前）
②当院にかかりつけはあるか →❶
③症状について
  ・いつから
  ・どのように（ex. 間欠痛か持続痛か）
  ・随伴症状はあるか（ex. 嘔気・嘔吐，下痢，発熱）→❷
  ・食事・水分はとれているか
④既往・内服

一度患者さんに待っていただき

⬇

だいたいの情報を集めたら，上級医にコンサルト →❸

受け入れる態勢が整っていることを確認できたら

①救急外来のため，検査は限られること。
②他の患者さんの対応にあたっている場合，お待たせすること
  があること。→❹
③診察後，帰宅可能と判断された場合でも，翌日必ず日中の外
  来を受診していただくこと。
④"お薬手帳"を持ってきていただきたいこと。

以上を説明し，理解いただければ来てもらう。

最後に，どのくらいで病院に来られそうかも聞いておく。→❺

すぐには診られない場合，各自治体の消防庁の電話番号を教えてあげ，
近くで診てもらえる病院を紹介してもらうよう勧める方法もある。

➊ かかりつけがある場合はカルテがあるため，より情報を得やすい。患者さんが来る前にカルテから情報を仕入れておくこともでき，重要。

> 他にかかりつけの病院があって，そこで診てもらえる状況であれば，そちらへかかっていただく方がよいこともある。

➋ おおよその重症度を把握する。それにより，患者さんを待つ間の心構え，準備も異なってくる。
電話が救急隊員からの場合，バイタル（意識レベル，血圧，心拍数，呼吸数，SpO_2, 体温）をしっかり確認すること！

➌ 研修医は，患者さんを受け入れる前に一度上級医へコンサルトする。
- 入院が必要そうなら空きベッドがあるか。
- 病棟の患者さんが落ち着いていて診られる状況か。

> 他にも勝手に判断できないことはたくさんあるので注意！

➍ 前もって伝えておかないと，「聞いていない」と怒る患者さんもいる。

➎ 聞いておくと，どのくらいで外来へ行けばよいかの目安になり，準備もできる。

上級医へのプレゼンテーションのコツ

〈例〉病棟で，入院中の患者さんが突然胸痛を訴えた。

「68歳，男性，透析導入目的で入院中の○○さんが，16時頃より突然の胸痛を訴えています。バイタルは，意識レベルclear，血圧178/96mmHg，心拍数は92回，SpO$_2$はroom（air）で96％です。発汗著明で現在も胸痛は続いており，（12誘導）心電図を行ったところ，Ⅱ，Ⅲ，aVFでST上昇を認めました。ミオコールスプレー1パフ後も胸痛，心電図の改善は認めません。
ルートキープ，O$_2$ 3L FM（フェイスマスク）で開始，採血，血ガス施行しています。」

実際には，上記の内容を一度に上申することは少なく，
「バイタルは？」
「心電図は？」
「ミオコールは使った？」
「O$_2$ FM 3L始めて，ルートキープと採血しておいて。今行くから。血液検査の項目は・・・・」
など，上申の途中で上級医の先生から必要な情報を聞かれ，指示を出されることが多い。

・・・・そうこうしているうちに上級医が駆けつけてくれる！

必ず伝える内容

① 年齢・性別

② 主訴（状態）

③ バイタルサインは問題ないか

（意識レベル・血圧・心拍数・体温・SpO_2）

④ 行った処置，検査などとその結果

まずプレゼンテーションの目的を明確にする

→自分1人では判断・解決できない場合に行うのが主である。

- 急変時，応援を頼みたい場合
- 検査結果の解釈や，今後さらに必要な検査，処置などについてアドバイスが欲しい場合　ほか

上記の①〜④のほか，
目的に応じて優先順位をつけて伝える。

ホウ（報告）レン（連絡）ソウ（相談）

- 大事なのは，必要な情報がそろったら，早急に上級医へプレゼンテーションすること。
  1人で抱え込んでも研修医ができることは限られるし，危険です。
- 急変時はすぐに人を集めよう。
- ただし，指示待ちだけではいけない。自分でも次に必要なことは何か，常に考えながら上申しよう。
  いつも上級医がすぐに助けに来られるとは限らない。

先輩からの
アドバイス

心肺停止

Point

● 絶え間ない胸骨圧迫！

 まずはシミュレーション！

「先生，○○さんがCPAです！」とナースによばれる。

⬇

「心電図モニター，SpO_2モニターをつけてください！」
「救急カート，除細動器を用意してください！」
「人を集めてください！」
「上級医を呼んでください！」
- 電話で呼ばれたのであれば，上記を看護師さんに伝えながら病室へ走る。
- 医師が自分しかいなければ，上級医への連絡は看護師さんに頼み，自分は救命処置へ移る。

⬇

「○○さん，わかりますか!?」
両肩を叩きながら声をかける。
反応をみると同時に呼吸を確認

⬇

反応がなく呼吸がない。
もしくは正常な呼吸でない。

⬇

脈拍の有無を確認
（頸動脈触知）
10秒以内に脈があること
を確認できるか。

→ **できる/脈あり**
・5〜6秒に1回の人工呼吸を行う。
・2分ごとに脈拍触知を行う

できない/脈なし
胸骨圧迫 ＋ 人工呼吸
30回　　　2回
のサイクルを開始する

触知されなくなった/脈なし
人工呼吸ができない状況では，胸骨圧迫のみを行う。

質の高い胸骨圧迫を保つために2分ごともしくは
5サイクルごとに胸骨圧迫する人の交換が理想。
その際，脈拍の有無の確認をする。

🎵 絶え間ない胸骨圧迫が大切！
　速さ　100〜120回/分
　深さ　5cm 以上

- 胸骨圧迫は両乳首を結んだ線の真ん中で行う。
- 圧迫を行うたびに胸郭が完全にもとに戻るようにする。
- 人工呼吸は，胸骨圧迫を30回行ってから1回に1秒以上（2秒間ではない）かけて，胸がわずかに上昇する程度2回吹き込む。
- バッグバルブマスクでリザーバーをつけて酸素10L/分〜15L/分を流す。
- 人工呼吸は頭部後屈顎上挙上法で気道確保
　頸椎損傷が疑われるときは禁忌 → 下顎挙上法

C（Chest Compression）→ A（Airway）→ B（Breathing）
　　　胸骨圧迫　　　　　　　　気道確保　　　　　　　人工呼吸
で行う。

モニターがついたら check!

VF・pulseless VT（脈なし心室頻拍）であれば，すぐに1回の除細動をかけ（→❶），直後に30：2のCPRを再開する。モニターを再評価したり，脈を探ったりしない。
それよりも絶え間ない胸骨圧迫！
↓
2分間CPRを行った後でモニターcheck。適応があればもう一度除細動（→❷）。

→❶　ジュール数・二相性除細動器→150〜200J・単相性除細動器→360J（初回より）

→❷　もし，asystole（心停止）なのか，振幅の小さいVFなのかわからないときは，除細動しないでCPRをつづける。

- 上級医が到着すれば，その指示に従って動く。まだまだ到着しないときはとりあえずCPRを継続しよう！
- 気管挿管は，経験が浅いうちはやらない。マスクバック換気ができていればよいのだから，危険は犯さない。

（AHAガイドライン2015, 参照）

略語　CPA：cardio pulmonary arrest　心肺停止
VF：ventricular fibrillation　心室細動
VT：ventricular tachycardia　心室頻拍
CPR：cardiopulmonary resuscitation　心肺蘇生

●アドレナリン（ボスミン）の投与

VF-pulseless VT
1回目の除細動後にも続く場合，2回目の除細動の前または後に1mgを静注する。20mLの生食で後押しし，10〜20秒上肢挙上（肘正中皮静脈にルートをとったとき）を忘れずに。その後もVF-pulseless VTが続く場合，3〜5分ごとにボスミン静注を繰り返し行う。

PEA-asystole
静脈ラインが確保できたら，直ちに1mg 静注 自発的な循環が戻るまで3〜5分ごとに繰り返し投与する。
・小児では，10μg/kg 静注

薬物の投与経路の優先順位

1. 静脈内投与 → 2. 骨髄内投与 → 3. 気管内投与
静脈路が確保できないときは胸骨や内果直上の脛骨遠位端などで骨髄路を確保する。気管内投与では薬物の吸収が悪く，至適投与量も不明である。

小児・乳児の場合

- 最初にCPRを5サイクル行ってから，人を呼んだり，救急対応システムに連絡する。
- その後気道確保し，成人と同様の手順でCPR開始する。
- 乳児での脈拍チェックは上腕動脈で行う。胸骨圧迫位置は乳頭間線のすぐ下の胸骨上。
- 小児・乳児では，2人の救助者によるCPRの圧迫・換気比は15：2で（1人のときは成人と同様30：2）。
- AEDは1歳以上に用いる。

胸骨圧迫の方法（乳児・新生児：1歳未満）

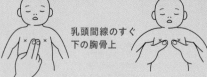

2本の指による圧迫法

2人の救助者の時は胸郭包み込み両母指圧迫法

乳頭間線のすぐ下の胸骨上

先輩からの
アドバイス

- 病棟や救外での急変は，突然，前ぶれなく起きます。だからこそ，すぐに動けるよう，シミュレーションしておくことが大事です。
- 人が集まるまで，最低限，胸骨圧迫，人工呼吸（マスクバック），除細動のBLS（一次救命処置）ができるようにしましょう。
- 静脈ライン確保，薬物投与，気管内挿管は，人が集まり，絶え間ない胸骨圧迫のもとで行います（採血・血液ガス分析も同様）。特に気管内挿管・薬物投与は上級医到着後でも遅くはありません。1人で無理しないようにしましょう！

マスク挿気の方法

横からみた図　　　　　　　　　上からみた図

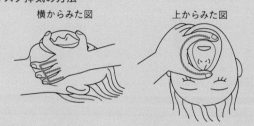

EC法

E（第3・4・5指）でアゴを持ち上げ気道確保。
C（母指・第2指）でマスクを患者さんの鼻・口に密閉させる。
　バックを押したとき胸がしっかり上がっていれば，換気できている，ということ。SpO_2モニターもチェック。

［参考文献］
1) JRC蘇生ガイドライン2015

略語

PEA：pulseless electrical activity　脈なし電気活動
CPR：cardiopulmonary resuscitation　心肺蘇生法
AED：automated external defibrillator　自動体外式除細動器
CPA：cardiopulmonary arrest　心肺停止，心肺機能停止
BLS：basic life sapport　一次救命処置

意識障害

Point

- 意識障害をみたら，まずABCの確認。
- 鑑別は簡単なもの(低血糖など)
  から除外していく。
- 意識障害の鑑別は
  「AIUEOTIPS」

> A：Airway（気道）
> B：Breathing（呼吸）
> C：Circulation（循環）

| A・B・Cの確認 | → 不安定 | A・B・Cの安定化 |

▼ 安定

| バイタル確認・意識レベル・血圧・脈拍・呼吸数・体温・モニター装着(ECG・SpO₂)・静脈路確保・酸素投与 | → 不安定 | それへの対応 |

▼ 安定

| 血糖値チェック(簡単に除外できるものから除外する) | 低血糖 ⊕ → | 20％ブドウ糖40mL，静注 |

▼ ⊖低血糖

| アルコール中毒・低栄養疑い→血液検査(Vit B₁, NH₃, 電解質など) 発熱時は各種培養 | 測定結果にかかわらず → | すぐに低血糖かを測定できない場合にはVit B₁を先に投与 Vit B₁(アリナミン)50〜100mg，静注または点滴 |

▼

| CTなど画像検査 |

> Vit B₁はブドウ糖をエネルギーに変える補酵素として働いている。
> Vit B₁が不足すると，細胞でエネルギーを作れなくなり，Wernicke脳症となるので要注意！

●問診

（家族や救急隊から）
- 発見時の状態
- 既往歴(糖尿病，高血圧，精神疾患，てんかん，心疾患，肝疾患，など)
- 薬剤歴

> 高齢者の意識障害は慢性硬膜下血腫も考慮して問診しよう！

●診察

頭部〜足先まで入念にチェックする。

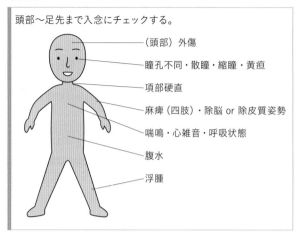

- ——（頭部）外傷
- ——瞳孔不同・散瞳・縮瞳・黄疸
- ——項部硬直
- ——麻痺（四肢）・除脳 or 除皮質姿勢
- ——喘鳴・心雑音・呼吸状態
- ——腹水
- ——浮腫

意識障害の鑑別「ＡＩＵＥＯＴＩＰＳ」の場合

- Ａ Alcohol　アルコール中毒
- Ｉ Insulin　低血糖・高血糖（糖尿病性昏睡）
- Ｕ Uremia　尿毒症
- Ｅ Encephalopathy　脳症（Wernicke, 肝性・高血圧性）
  - Endocrine　内分泌疾患
  - Electrolyte　電解質異常
  - Epilepsy　てんかん
- Ｏ Opiate or overdose　薬物中毒
  - Oxygen　低酸素
- Ｔ Trauma　外傷
  - Temperature 低 or 高体温
- Ｉ Infection　感染症（髄膜炎, sepsis（敗血症）　等）
- Ｐ Psychogenic　精神疾患
- Ｓ Shock　ショック
  - Syncope　失神
  - SAH　くも膜下出血

略語　ECG：electrocardiogram　心電図

失神（一過性意識消失発作）

Point

- 失神は意識障害とは異なり，意識消失した後，数秒～数分で自然に元の状態に戻る。
- 一般的に脳循環の6～8秒以上の途絶，あるいは収縮期血圧60mmHg以下への低下で起こる。
- 失神患者は自ら失神したとは言わず，「気が遠くなった」「倒れた・転んだ」「貧血になった」などと表現することが多い。
- 病歴聴取・バイタルサイン（身体診察も含む）・心電図で約65％の原因がわかる。 →失神患者さんのとき，必ずこの3つを行う。

●見逃したらダメな疾患

1 心血管性失神（不整脈，器質的疾患など）

●頻度の高い疾患

2 神経調節性失神（血管迷走神経反射，状況性失神など）

3 起立性低血圧（自律神経障害，薬剤性，循環血液量減少など）

病歴から疑うべき失神

- 胸痛・動悸がある，心疾患の既往歴がある，突然死の家族歴がある → **心血管性失神**
- 感情的ストレス（疼痛・恐怖）→ **血管迷走神経反射**
- 咳嗽・排便・排尿・食後 → **状況性失神**
- 糖尿病などで自律神経障害がある，血管拡張薬・利尿薬などの内服後→**起立性低血圧**
- 起立後や飲酒後 → **血管迷走神経反射，起立性低血圧**

頭痛

Point

①これまで経験したことがないほど激しい痛み，②急性発症，③意識レベルの低下，④神経学的所見，⑤バイタルの異常(とくに血圧上昇)，⑥繰り返す嘔吐

以上の①～⑥は緊急度が高いことを示すサインであることが多い。

●見逃したらダメな疾患
1 くも膜下出血，脳内出血
2 髄膜炎

●頻度の高い疾患
3 緊張型頭痛（筋緊張性頭痛）
4 片頭痛

とくに多い

●実践

1 くも膜下出血，脳内出血 ← いずれかを認める

急性発症，激烈な頭痛

▼

意識障害，神経学的所見，（繰り返す）嘔吐

▼

頭部単純CT

▼

くも膜下出血，脳内出血

▼

専門医へ

治療

上級医，専門医が来るまでに時間がかかる場合にはSBP 140mmHgを目標に降圧。
ペルジピン：1～2mg，静注
その後持続点滴
ペルジピン：1～2mg/時 ～ 増減（→p.137 ）

末梢から投与する際は，原液だと静脈炎を起こすため，生理食塩水などで希釈して用いる。

- 軽い頭痛でもくも膜下出血のことはある。年齢・性別・バイタル，既往歴 etc から総合的に判断。心配なら上級医に相談，または，CTを撮る。
- 血圧が高い（180mmHg以上）ことが多いので，頭痛＋血圧上昇には注意！！
- CTに写らないくも膜下出血があるので注意。病歴が重要。

② 髄膜炎

先行する発熱，感冒様症状

▼

髄膜刺激症状（頸を曲げると痛い，硬い），
意識レベル低下（おかしなことを話すことが多い）

▼

腰椎穿刺（ルンバール）
ルンバールの前に頭部CTを撮影して，頭蓋内圧亢進がないこと
を確認する

▼

髄膜炎，脳炎

治療

	細菌性	ウイルス性	真菌性	結核性	癌性
細胞	好中球 （多形核球）↑	リンパ球（単核球）↑			（さまざま）
糖	↓	→	↓	↓	↓

細菌性：抗菌薬投与前，または同時にデキサメタゾンを投与（サ
イトカインを抑えて炎症を広がるのを防ぐ目的。ただし，新生児
や黄色ブドウ球菌による髄膜炎のときはステロイドの併用は推奨
されていない）
ウイルス性：基本は対症療法。ヘルペス属の感染が疑われる場
合は，アシクロビルを投与する。

- 細菌性は重症化しやすく見逃してはいけない！ 入院で抗菌薬
  点滴。
- 髄液所見でどっちか区別しにくいときは，とりあえず細菌性
  として治療開始。

 略語　SBP：systolic blood pressure　収縮期血圧

⑶ 緊張型頭痛 (筋緊張性頭痛)

> 後頭部中心, 両側性, 締め付けられるような痛み, 持続する

▼

> 比較的慢性, 強い肩凝りがある, ストレスが多い

▼

緊張型頭痛

処方例
- ロキソニン (60mg):3T, 3×

⑷ 片頭痛

青壮年の患者さん (とくに女性), 片側性, 拍動性 (ズキズキする), 頭痛が起こる前に目の前にキラキラしたものが見えた (前駆症状あり)

▼

片頭痛

- 話を聞くと「片頭痛もちなんです」と自分でわかっている人が結構多い。
- ちゃんとした診断は専門医におまかせする。

発熱

Point

- ・発熱で来院する患者さんはなんらかの随伴症状があるはず！入念に問診する。
- ・随伴症状からある程度疾患を絞り込める。
- ・小児を診るときは鼓膜を診ることを忘れずに。
- ・随伴症状は？
  → 頭痛・咽頭痛・咳・痰・耳鳴り・耳痛・胸痛・ラ音・腹痛・腰部痛・全身倦怠感・リンパ節腫脹・関節痛，など。
- ・原因は感染症，悪性腫瘍，膠原病，薬剤熱などが挙げられる。感染症の患者さんが多い。

●見逃したらダメな疾患

1 髄膜炎 → p.128
2 急性虫垂炎 → p.147
3 肺炎 → p.141
4 胆道感染症（sepsisになりやすいため）→ p.148「急性胆嚢炎」
5 感染性心内膜炎
6 腎盂腎炎
7 敗血症

●頻度の高い疾患

8 風邪（急性上気道炎）
9 インフルエンザ
10 急性胃腸炎 → p.145

●実践

5 感染性心内膜炎

・弁膜症（MR，AR）がある人の発熱をみたら考える。

弁膜症などの基礎疾患，発熱

▼

心エコー → 心内腔のvegetation（疣贅） 血液培養3セット採取（最初と最後の採取に間隔を1時間以上あけて）

▼

感染性心内膜炎

▼

抗菌薬使用。感受性をみて判断，4週間使用する

- ・全身状態が安定していれば感受性結果を待ってから治療開始。
- ・敗血症ならば，感受性結果は待たずに抗菌薬を開始する。
- ・ほとんどの人が"ただの風邪"だと思い受診する。弁膜症，リウマチ性疾患，先天性心疾患があれば注意!!

⑥ 腎盂腎炎

発熱 (高熱のことが多い), 腰痛, 悪心・嘔吐など全身症状

▼

CVA叩打痛⊕　尿混濁 ※その他, 腹部エコーで水腎症を認めることもある。

▼

腎盂腎炎

▼

血液培養, 尿培養, 尿沈渣

▼

抗菌薬。点滴多めに (利尿を促す)。7〜14日間投与

⑦ 敗血症

感染症 (疑いを含む) があり, SOFA (→p.164) の3項目中2項目を満たす → 敗血症を疑いSOFAスコアをつける

▼

感染症 (疑いを含む) ＋ SOFAスコアの2点以上の上昇

▼

敗血症

SIRS：全身性炎症反応症候群

体温　　＞38℃ あるいは ＜36℃
脈　　　＞90/分
呼吸数　＞20回/分 あるいは $PaCO_2$ ＜32mmHg
白血球数　＞12,000/mm^3 あるいは ＜4,000mm^3
　　　　　あるいは 幼若球数＞10％
4項目中2項目以上でSIRS

略語

MR：mitral regurgitation　僧帽弁逆流症
AR：aortic valve regurgitation　大動脈弁逆流症
CVA：costovertebral angle　肋骨脊椎角
SIRS：systemic inflammatory response syndrome　全身性炎症反応症候群

⑧ 風邪（急性上気道炎，いわゆる"かぜ"）

- 発熱に加え〈咳，鼻汁，咽頭痛〉のどれかで来院。
- 咳なら肺炎，咽頭痛なら溶連菌感染症（→p.181）や扁桃周囲膿瘍を見逃さない。
- いわゆる"かぜ"なら対症療法として，薬を処方（→p.68）。

⑨ インフルエンザ

- 冬はもちろんのこと，その他の季節でも発熱＋関節痛，筋肉痛を訴えていたら，インフルエンザを考える。
- 遠慮せずに鼻の奥に綿棒を突っ込んで，10秒くらい留置して鼻汁をしみこませるように拭うと陽性率が上がる。
- 検査結果が出るまでマスクをしてもらう（他の患者さんにうつさないように）。
- ただし，24時間以内は陽性にならないこともあるので，偽陰性に注意。陰性でも次の日必ず再検査を受けるように伝える。
- 48時間以内の発症でインフルエンザAまたはBが陽性ならばタミフルを処方する。
- 発熱後5日・解熱後2日の出席停止期間は自宅待機するように説明する。

処方例

> ただし，10歳以上の未成年の患者には異常行動などの例が報告されているため，小児への投与時は注意喚起をする。

◎基本的には全例タミフルで問題ない。
- 大人または37.5kg以上の小児…タミフル（75mg）：2T 2×5日間
- 幼児…タミフルドライシロップ：1回2mg/kgを1日2回5日間

◎以下は投与形態の違い
- リレンザ：1回10mg（2ブリスター）1日2回吸入　5日間
  ※リレンザは気管支攣縮を起こすため喘息には禁忌。
- イナビル：40mg単回吸入（10歳未満の小児は20mg単回吸入）
- ラピアクタ：300mg静注　良くなるまで

2018年から新薬のゾフルーザが発売された。この薬の最大の特徴は1回の経口投与でよいという点だが，耐性の問題なども指摘されており，安易な使用は推奨されていない。

［参考文献］
日本感染症学会提言「〜抗インフルエンザ薬の使用について〜」
http://www.kansensho.or.jp/modules/guidelines/index.php?content_id=37

めまい

Point

- ・めまいだけで人はまず亡くならない。
- ・神経学的所見があれば, 脳血管障害等, 脳の器質的障害も考える。
- ・しばらく横になって休むだけでよくなる人もたくさんいる。

●見逃したらダメな疾患

1 脳血管障害(脳出血, 脳梗塞)

●頻度の高い疾患

2 1 以外(主に内耳疾患)

> 1 脳血管障害を否定できれば, 症状さえ改善すれば帰宅してもらって大丈夫。めまいは原因疾患が何かは重要ではありません。心の問題や, 原因のよくわからないものが約半数を占める, というデータもあるくらいです。

●実践

1 脳血管障害 (脳出血, 脳梗塞)

SBP↑(180以上), 高齢・HT・DM・HLP, 喫煙

▼

意識障害, 神経学的所見

▼

頭部CT

▼

MRI

▼

脳血管障害

▼

専門医へ

2 1 以外

> これで症状が軽快すればよし!

- ・まずは安静, 臥床。
- ・改善なければ,
  メイロン:2A 静注
- ・嘔気が強いときは
  プリンペラン:1A 静注
  → 改善して歩いて帰れるようなら帰宅。

上記治療2〜3回施行で改善ないなら専門医へ。または観察入院

処方例

メリスロン(6mg):3T 3×
  または,
アデホス(100mg):3包 3×

略語
SBP:systolic blood pressure 収縮期血圧
HT:hypertention 高血圧
DM:diabetes melitius 糖尿病
HLP:hyperlipemia 高脂血症

Chapter 4 当直

けいれん

Point

- 通常けいれんは数分で消失するが，持続するけいれん重積もある。

- けいれんをみたら，とにかく止めることを考える。けいれん中は呼吸ができず，低酸素脳症となるため，早く止めてあげなければならない。30分以上はかけない！！

- 原因検索はけいれんを止めてから。ただし，人手が足りていれば同時に行う。

- てんかん患者さんの内服飲み忘れが意外と多い。

- 可能性は少ないが，低血糖を除外するため，すぐに血糖測定しつつ，呼吸管理が可能な状態か把握する（緊急で気管挿管できるか，酸素投与はすぐにできるか）。

●実践

- まずは気道確保。
    → 自発呼吸がある場合：リザーバーマスクでO_2 10L投与
    → 自発呼吸なし，または減少時：バックバルブマスクでO_2 10〜15L呼吸補助
- 次に静脈路を確保し，心電図モニター，SpO_2モニター
- 低血糖の除外

処置

①まず
　セルシン（10mg）：1A　静注（5分あけて2回まで可）

②止まらなければ
　アレビアチン（250mg）：1A　静注（5分かけて）

③それでも止まらない場合
　10％フェノバール：1A　筋注

> 妊婦の場合は子癇を疑い，アレビアチンではなく硫酸マグネシウム投与

> けいれんが止まらないときは，気管挿管を決してためらわないこと！

原因検索

通常，けいれんが落ち着いてから考える。 病歴聴取が大切 → 既往歴，家族歴（けいれんの既往，頭部 　　　　　　　　　　　　　　外傷，脳腫瘍等）

検査

採血（電解質） 頭部CT → 頭蓋内病変の検査 腰椎穿刺 → 脳炎，髄膜炎の検査 脳波 → 入院後または外来にて施行。上記の3検査ほどの緊急 　　　　性はない。

胸痛

Point

- **胸痛をみたら，まず心電図！ 急性心筋梗塞（AMI）は時間勝負!!**
- **胸痛時の検査：心電図，心エコー，採血（動脈血ガスも），胸部X線，胸腹部造影CT。**

●見逃したらダメな疾患

① 急性心筋梗塞（AMI）
② 急性大動脈解離
③ 肺血栓塞栓症

●頻度の高い疾患

④ 気胸（緊張性気胸）

> 逆流性食道炎など消化器疾患で胸痛を訴えてくることもある。

●実践

① 急性心筋梗塞（AMI）

> 突然発症，糖尿病，高血圧，高脂血症，喫煙，高齢（40代以上），が1つ以上

▼

> 心電図異常（ST変化，T波陰転化など），採血（CK，CK-MB，トロポニンI，H-FABP），症状持続（30分以上）

▼

> 急性心筋梗塞

▼

> 専門医へ

> 初期治療はMONA。その後はPCIやCABGなどを行う。
> **M（モルヒネ）**：硝酸薬を使用しても胸痛が改善しない場合は，2〜4mgを投与。
> **O（酸素投与）**：SpO_2が93％以下なら酸素投与開始。
> **N（硝酸薬＜ニトログリセリンなど＞）**：血圧90mmHg以下，心拍数50回以下，100回以上のときは禁忌
> **A（アスピリン）**：160〜350mgを投与。
> 初期治療後，PCIを行う場合はプラビックス 75mg 4T，または，エフィエント 20mg 1Tを投与。また，出血の既往がなければヘパリンも投与しPCIへ。

> - AMIは時間勝負！ 心電図変化があればすぐ専門医へ。採血結果が出るまでの20〜30分遅れただけでダメなこともある！
> - 時間があれば胸部X線撮影，できるなら心エコー。

略語　AMI：acute myocardial infarction　急性心筋梗塞
PCI：percutaneous coronary intervention　経皮的冠動脈インターベンション
CABG：coronary artery bypass grafting　冠動脈バイパス手術

② 急性大動脈解離

突然発症，痛みが背中 → 胸と移動することもある。血圧に左右差がある（20mmHg以上）。血圧が高い（200mmHgを超えることもある）。

▼

胸腹骨盤CT（単純，造影）

Stanford A，解離が腎動脈・上腸間膜動脈・総腸骨動脈を巻き込んでいる場合は緊急手術！ 手術室・麻酔科に連絡する等，準備を始める。

急性大動脈解離 ▶ 専門医へ

(治療)

専門医が来るまでに時間があればSBP100〜120mmHgを目標に降圧。ペルジピン：1〜2mg/ 時〜 開始。→ ❶

→ ❶ 末梢から投与する際は，原液だと静脈炎を起こすため，生理食塩水などで希釈して用いる。

例）生食75mgにペルジピン25mg/25mLを溶解して4mL/時で開始。

③ 肺血栓塞栓症

急性発症，ショック，失神，呼吸困難

▼

長期臥床，術後，肥満，化学療法中，骨折，DVT，癌の既往

▼

胸部CT（造影）

・専門医が来るまでに，血ガス・心電図施行，できるなら心エコーも。採血でDダイマー陰性なら否定的。

肺血栓塞栓症 ▶ 専門医へ

④ 気胸（緊張性気胸）

急性発症，呼吸困難，呼吸音左右差（やせ型，若年男性），気胸の既往歴

▼

胸部X線，胸部CT

頻度は低いが，緊張性気胸である場合もある。18G以上の針を第2〜4肋間鎖骨中線上に数本胸腔内刺入。

気胸 ▶ 専門医へ

動悸

Point

- **診察時も続いているのか？**
  続いていれば，ECG → 不整脈の治療
  続いていないなら，安静時または労作時か確認
- **胸痛の有無**
  有 → p.136
- 心疾患以外に，発熱，低血糖，甲状腺機能亢進症，褐色細胞腫，
  貧血などでも動悸は起こることを頭に入れておく。

●見逃したらダメな疾患

1 虚血性心疾患

●頻度の高い疾患

2 発作性上室性頻拍（PSVT）
3 発作性心房細動（Paf）
4 期外収縮 ┌ 心房性（PAC）
　　　　　 └ 心室性（PVC）

●実践

1 **虚血性心疾患** → p.136「急性心筋梗塞」

2 発作性上室性頻拍（PSVT）

ECG・頻脈・脈規則的・narrow QRS（→p.44）

▼

PSVT

▼

迷走神経刺激・頸動脈マッサージ・息こらえ

▼

専門医へcall

- ATP：10mg　急速静注
- ワソラン：1A（5mg／2mL）
  5分かけて静注
※必ずECG監視下で行う。

- ATP投与は一瞬心停止が起こるため，患者さんは不快感を訴える。上級医と一緒に行う。
- ワソランは高齢者，血圧の低い人には注意して使う。

⛓ 発作性心房細動 (Paf)

> ECG・P波なし・F波あり・RR間隔不整 (→p.44)

▼

心房細動

▼

レートコントロール (頻脈時)

・ワソラン：1A (5mg / 2mL)，5分かけて静注
・ジギラノゲンC：1A (0.4mg / 2mL)，5分かけて静注
※必ずECG監視下で行う。

・発症後48時間以上経過した場合は，経食道心エコーを試行
し，血栓がないことを確認してから，除細動する。
・WPW症候群の心房細動にワソラン， 血圧低下に注意！
ジギタリス製剤は禁忌。

⛓ 期外収縮

期外収縮のみの場合は，危険であることが少ないため様子観
察で可。24時間ホルターECGなどで精査。

 基礎疾患のない若年者の場合
は，気持ちの問題のことがある。

略語
ECG：electrocardiogram　心電図
PSVT：paroxysmal supraventricular tachycardia　発作性上室性頻脈
Paf：paroxysmal atrial fibrillation　発作性心房細動
PAC：premature atrial contraction　心房性期外収縮
PVC：premature ventricular contraction　心室性期外収縮
ATP：adenosine triphosphate　アデノシン三リン酸

呼吸困難

Point

・客観的な評価が困難。自覚症状は個人差が大きい。SpO$_2$ 100%でも苦しいと言う人もいる。

●見逃したらダメな疾患

1 うっ血性心不全
2 肺血栓塞栓症
3 肺炎

●頻度の高い疾患

4 気管支喘息
5 過換気症候群
6 気胸

●実践

1 うっ血性心不全

> 頸静脈怒張, 浮腫, 起座呼吸 , 喘鳴（wheeze）

▼

> 採血（BNPなど）, 心電図, 心エコー, 胸部X線（CTR拡大, バタフライシャドウ）

▼

> うっ血性心不全

▼

> 専門医へ

▼

治療

・うっ血を認めたら, ラシックス：1A（20mg）静注 → ❶
（ルートキープするが, 輸液量は20mL/時 程度にキープ）
・O$_2$ 投与（血ガス施行後）
・さらに時間があり可能なら, 尿道カテーテル挿入, 心エコー施行

→ ❶ 静注の前に上級医に確認する。脱水の有無など, ラシックス静注が本当に適しているか, 研修医では判断が難しい。

2 肺血栓塞栓症 → p.137

③ 肺炎

> 咳嗽・痰（膿性），発熱（高齢者）

▼

> 採血，各種培養検査，画像検査で肺炎像

▼

> 肺炎

▼

> 専門医へ

- 肺炎と一口に言っても，原因・状態はさまざま。帰宅できる軽症から死亡する重症まで（A -DROPシステム →p.179）。
- ぱっと見の重症感は意外と大事！ 変だと思ったら早めに専門医へ。
高齢者の肺炎は症状が軽くても要注意！入院させた方が無難。

④ 気管支喘息　→ p.142

> 救外に来る喘息患者さんは自分で喘息とわかっている人がほとんど。初発の喘息はあまり来ない。

⑤ 過換気症候群

> 頻呼吸, 若年, 女性, テタニー症状 (指先の痺れ etc.), 強い不安, ストレス

> SpO_2良好，血ガス（呼吸性アルカローシス）

> 過換気症候群

▼

> 安静（ゆっくりと呼吸をさせる）

- 重症な合併症がないかぎり帰宅可能。
- ペーパーバック法は最近あまりやらない。

⑥ 気胸　→ p.137

喘息

Point

・喘息を甘くみない。　重症であれば挿管が必要になることも。
・患者さんの様子から重症度を判断する！
「横になれない」「会話が途切れ途切れ」←かなり重症（中発作
以上）

●実践

患者さんの状態を顔色，会話の仕方，動作から察しながら，

・SpO$_2$測定
・聴診（喘鳴が呼気性か吸気性か）
・今までの治療把握

これを素早く行い

▼
処置へ

・血液ガス分析
・胸部X線（うっ血性心不全の否定）
・O$_2$吸入・β刺激薬吸入
・ステロイド点滴

▼
治療判定

・β刺激薬吸入，ステロイド点滴後，症状・聴診，SpO$_2$改善
認めれば帰宅可。改善なければ入院加療となる。

**先輩からの
アドバイス**

その日は帰宅できても，内服・吸入などの継続的な
治療が必要となるので，翌日必ず日中の外来にか
かってもらう。

処方例

- β刺激薬吸入
  メプチン：0.3mL＋生食 2mL　または
  ベネトリン：0.3mL＋生食 2mL

- ステロイド点滴
  リンデロン：4〜8mg＋生食 100mL，1時間で点滴

- アスピリン喘息でないとわかっている場合は，
  サクシゾン：200〜500mg＋生食 100mL

> アスピリン喘息はコハク酸エステルステロイド(サクシゾン，ソル・コーテフなど)に過敏であるため，急速静注で強い喘息発作が生じることがある。

①ビソルボンは吸入に混ぜなくてOK

②吸入指示を出しっぱなしにせずに，吸入後にしっかりと聴診し，喘鳴の様子を確認。

③状態悪そうであれば，ステロイドの点滴も吸入と同時に始める。吸入が切れるのを待たなくていい。

④点滴にネオフィリンは入れなくてもいい。特に救急では，すぐに効果が出ないので，入れても意味がない。使うときは，入院後，血中濃度を測定しながら行う。

→ p.176〜178「喘息予防・管理ガイドライン2018」参照

悪心・嘔吐

Point

- 腹部におけるさまざまな疾患が悪心・嘔吐を引き起こす原因と考えられる。＋αの他の症状をしっかり聴取する。
- 髄膜炎・くも膜下出血など腹部以外の疾患を見逃さない！しっかり否定する！！
- 原因として，若年者ではウイルス性腸炎が多い。
- 若い女性の場合は妊娠も考慮に入れる。

●見逃したらダメな疾患

1 髄膜炎 → p.128
2 急性虫垂炎 → p.147
3 急性膵炎 → p.147
4 くも膜下出血 → p.127
5 糖尿病性ケトアシドーシス
6 腸閉塞

●頻度の高い疾患

7 急性胃腸炎

●実践

5 糖尿病性ケトアシドーシス → p.153

```
                    糖尿病
               脱水の徴候・高血糖
```

▼

デキスターで血糖測定 → 高血糖
血液ガス分析 → 代謝性アシドーシス，アニオンギャップ増大，尿ケトン陽性

▼

糖尿病性ケトアシドーシス

▼

専門医へ

- 既往歴に糖尿病があれば頭に浮かべる。
- 腹痛を伴うこともある。

6 **腸閉塞** → p.147

7 **急性胃腸炎**

> 悪心・嘔吐，下痢，ときに発熱

▼

> 見逃したらダメな疾患が否定的

▼

> 急性胃腸炎

> ウイルス性腸炎のことが多く，対症療法になってしまう

(治療)

- 患者さんは飲水できずに嘔吐・下痢などで大量に水分・電解質が失われている可能性大。そのための補液をする。
- 細胞外液の点滴
  嘔気強ければ プリンペラン（10mg）：1A＋生食100mL
- ナウゼリン（60mg）：坐剤 2回/日 まで
  下痢があるなら → p.63

先輩からの
アドバイス

> ノロウイルスはきわめて感染力が強いので，感染予防はしっかり行う。

略語 DM：diabetes mellitus 糖尿病

腹痛

Point

- 救急外来では，感染性の胃腸炎，便秘，ガス貯留がほとんど。
- 痛みに波がある場合（間欠痛）には消化管の機能性疾患（便秘，イレウス，etc.）を考える。
- 便の性状，排便の有無，随伴症状をチェック！これでかなり診断を絞れる。

> 痛みのタイプは大切！

- 安易なブスコパン処方はダメ！ イレウスになることだってある。
- 女性の下腹痛の場合は妊娠反応を必ず確認する！

●見逃したらダメな疾患

1 消化管穿孔
2 腸閉塞
3 急性虫垂炎
4 急性膵炎
5 急性胆嚢炎
6 産婦人科疾患

●頻度の高い疾患

7 便秘，8 ガス貯留
9 感染性胃腸炎
10 胃炎，胃潰瘍，逆流性食道炎
11 尿路結石

●実践

1 消化管穿孔

| 強い腹痛，腹膜刺激症状（筋性防御，Blumberg徴候），発熱 |

▼

| 胸部X-P（立位）free air ⊕ |

▼

| 消化管穿孔 |

▼

| 専門医へ（緊急手術の場合も） |

- 立てない人は左側臥位 腹部X-PでもOK
- X-Pでfree air ⊖ だが，症状強い人は，腹部造影CT・消化管造影

2 腸閉塞

嘔吐, 腹部膨満, 排便排ガス欠如, 開腹手術の既往

▼

腹部X-P(ニボー, 小腸・大腸ガス↑↑)

▼

腸閉塞

▼

専門医へ

- 最も多いのは麻痺性イレウス。腸雑音は減弱〜消失
- 痛くてもブスコパンはダメ
- X-Pで所見が明らかではないが, 腸閉塞が疑われる場合は造影CTを。

3 急性虫垂炎

心窩部痛, McBurney圧痛, Blumberg徴候

▼

腹部X-P(虫垂周囲の小腸ガス), 腹部エコー(虫垂腫大), 腹部骨盤CT(単純造影:虫垂腫大)

▼

急性虫垂炎

▼

専門医へ

虫垂炎は緊急手術が必要になることもある疾患。患者さんに抗菌薬を持たせて帰宅させたりしないように!! 一度専門医に診てもらいましょう。

- 虫垂炎で保存加療の既往がある人は反跳痛⊖, 症状軽微となり判別しにくいこともあるので既往をチェックする。
- 虫垂切除の既往があっても, 遺残部分が虫垂炎になることがあるので注意! stump appendicitisという。

4 急性膵炎

腹痛, 背部痛, アルコール多飲, 前屈で症状軽減

▼

血中, 尿中アミラーゼ↑↑, 腹部造影CT, エコー(膵腫大)

▼

急性膵炎

▼

専門医へ

- 急性膵炎はICUにて集中治療を要する場合もある。設備の不十分な施設では高次の医療機関へ搬送する。
- 脱水が強いことが多いので, 心機能等が許すなら輸液は多めに。
- 血ガスは重症度分類に必要なので, 可能ならとっておく。

⑤ 急性胆嚢炎

> 右季肋部・心窩部痛・圧痛,
> Murphy微候, 発熱, 黄疸

▼

> 腹部X-P（小腸ガス⊕, 結腸ガス
> の分布異常, 胆道系異常ガス）
> 腹部エコー（走査時圧痛, 胆嚢腫
> 大, 胆嚢壁肥厚）
> 腹部CT（単純・造影）（胆嚢腫大,
> 胆嚢壁肥厚）

▼

急性胆嚢炎

▼

> 各種培養提出後, 抗菌薬スタート

- 急性胆嚢炎は重症度によっては胆道ドレナージ, 手術が必要になることもあり, 対応が遅れると死に至る可能性もある疾患。診断したら, なるべく早く専門医に相談する。

腫大
┌ 長軸＞8cm
└ 短軸＞4cm
壁肥厚＞4mm

⑥ 産婦人科疾患　→ p.150

⑦ 便秘　⑧ ガス貯留

> 腹痛（痛みに波あり）, 下腹部全体
> の圧痛, 排便・排ガスの欠如, 若
> 年女性

▼

> X-P（大腸ガス著明）

▼

便秘, ガス貯留

- 排便, 排ガスがあってもガスが著明に貯留していることもあるので注意。
- 便秘, ガス貯留による痛みは意外に強い！

治療

> ①ガスが胃～十二指腸上部に著明なら胃管挿入し, ガスを抜く。
> ②便が下行結腸～直腸に著明ならGE
>
> 条件が合えば上記①②で症状はかなり改善するが, それ以外の
> 場合, 症状を急に改善させるのは難しい。

略語　GE：glycerine enema　グリセリン浣腸

9 感染性胃腸炎

腹痛, 下痢・嘔吐, 発熱, 家族に
同症状

▼

感染性胃腸炎

治療
- 基本的には安静のみ！ 脱水には気をつけ飲水を促す。
- 嘔気・嘔吐が強く飲水できないなら輸液を行う。
- 気休め程度だが,
  ビオフェルミン：3P　3×
  を処方してもよい(何の処方もないと納得しない患者さんもいる)。

10 胃炎, 胃潰瘍, 逆流性食道炎

腹部持続痛, 食後痛み↑↑,
ストレス多

▼

胃炎, 胃潰瘍, 逆流性食道炎

- まずは出血の有無を確認する！
- 吐血, 下血, 血便の有無を確認。便色変化が不明なら直腸診。胃管挿入して生食注入吸引で色を確認。

治療
- 出血⊖なら　ガスターD(10mg)：2T　2×　または
  　　　　　　ネキシウム(20mg)：1T　1×
  出血⊕なら　専門医へ

11 尿路結石

疝痛発作(腹部, 腰部)

▼

・エコー(結石⊕, 水腎症)
・KUB　・尿検査(潜血⊕)

▼

尿路結石

> 10mm以上のときは排石困難なので泌尿器科受診を勧める。

治療
- 結石が10mm以下なら自然排石が期待できるので輸液多めで。
- 痛みに対して
  ボルタレン坐剤(50mg)：挿肛, または,
  ブスコパン：1A, 静注or筋注
- 痛みがある程度コントロールできたら飲水を促し, 帰宅
  〈ボルタレン坐薬(50mg)：頓用処方〉。早期に泌尿器科受診
  するよう指示する

略語　KUB：kidney-ureter-bladder　腎尿路膀胱撮影

救急での産婦人科疾患

> **Point**
> ・女性，下腹痛，不正性器出血，発熱，嘔気
> ・妊娠反応を確認。産婦人科疾患が疑われる場合は産婦人科医に相談する。

●疾患

- 子宮外妊娠
- 卵巣腫瘍茎捻転・破裂
- 感染症（骨盤内腹膜炎，子宮内膜症，付属器炎）
- 卵巣出血
- 月経困難症
- 妊娠（切迫流・早産）　など

> ・とにかく生殖年齢の女性の腹痛では月経の有無や時期に関係なく妊娠反応を確認！
> ・妊娠を見逃してX-PやCT検査をしていることもある。
> ・特に，子宮外妊娠は出血性ショックになることがあるため注意が必要。
> ・産婦人科疾患が疑われるときは，妊娠反応を確認し，産婦人科にコンサルトする。

麻痺

Point

- ・麻痺のある，または麻痺を訴える患者さんに対して，早急に脳神経・上肢・下肢・全身の神経学的所見をとる。
- ・家族や救急隊から発症時刻の聴取 → 4.5時間以内の脳梗塞ならば，t-PAの適応の可能性がある。

●見逃したらダメな疾患

1 脳梗塞　**2** Guillain-Barré症候群

●実践

1 脳梗塞

神経学的所見⊕

▼

CT：early CT sign⊕　脳溝の消失 or 狭小化，淡い低吸収域，皮髄境界不明瞭，レンズ核不明瞭 MRIの拡散強調画像でHIA⊕所見

▼

脳梗塞　発症4.5時間以内ならt-PAの適応の可能性

▼

専門医へ

2 Guillain-Barré症候群

急性発症，先行する感冒様症状，胃腸炎症状，筋力低下，深部腱反射低下，麻痺

▼　診断するのはなかなか難しい

専門医へ

▼

心電図モニター，SpO₂モニター，免疫グロブリン静注療法（IVIG）または血漿交換考慮

進行すると呼吸抑制が起こることがあるため，軽症でも入院が必要。

略語　t-PA：tissue-type plasminogen activator　組織プラスミノーゲン活性化因子
HIA：high intensity area　高信号域
IVIG：intravenous immunoglobulin　免疫グロブリン静注療法

糖尿病

Point

- **糖尿病で救外受診する患者さんは，低血糖，糖尿病性ケトアシドーシス，高血糖高浸透圧性昏睡の3つ！それぞれのポイントをつかむことが大切。**
- **血糖値，血液ガス所見で3つは鑑別できる。**

●診察・検査手順

■ まずは低血糖の除外！！

患者さんの指先または耳たぶをデキスターで検査すれば30秒たたずに低血糖がどうかわかる。

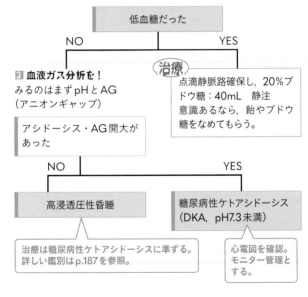

```
              低血糖だった
     NO                        YES
      │                         │
  2 血液ガス分析を！          治療
  みるのはまずpHとAG    ┌─────────────────┐
  （アニオンギャップ）   │ 点滴静脈路確保し，20%ブ │
                        │ ドウ糖：40mL　静注    │
  ┌──────────────┐     │ 意識あるなら，飴やブドウ │
  │ アシドーシス・AG開大が │   │ 糖をなめてもらう。     │
  │ あった          │     └─────────────────┘
  └──────────────┘
   NO                  YES
    │                   │
┌─────────┐      ┌──────────────┐
│ 高浸透圧性昏睡 │      │ 糖尿病性ケトアシドーシス │
└─────────┘      │ （DKA，pH7.3未満）    │
                      └──────────────┘
```

治療は糖尿病性ケトアシドーシスに準ずる。
詳しい鑑別はp.187を参照。

心電図を確認。
モニター管理とする。

略語　DKA：diabetic ketoacidosis　糖尿病性ケトアシドーシス

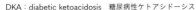

糖尿病性ケトアシドーシス

> **Point**
>
> ・原因は，相対的，絶対的なインスリンの欠乏。
> ・治療の目的はアシドーシスの改善（血糖値を下げることではない！）。
> ・電解質（とくにK値）は状態が落ち着くまで頻回にチェック。

治療

補液

・患者さんは脱水状態であるので，十分な補液が不可欠！

　生食500〜1,000mL/時 点滴し，pH，血中ケトン体，
　1〜2時間ごとに血糖値，Na値，K値，尿量を見ながら適宜
　漸減する。

インスリン補充

・初期輸液開始後，0.1単位/kgを持続静注（マイクロドリップ）。

　例）患者さんの体重が50kgであれば，
　　　　ヒューマリンR：5単位/時の持続静注

> たとえば，ヒューマリンR：50単位（0.5mL）を
> 生食49.5mLに溶くと，1mL=1単位となる。

電解質異常

・インスリン補充を始めることで血中のKが細胞内に取り込まれ低K血症を引き起こす。そのためKの補正を行う。

　例）アスK（アスパラK注射液）：1A　点滴内へ混注。

カリウム製剤使用時は点滴の濃度を考えなければならない。
カリウム製剤 → ・アスパラK：1A　10mEq
　　　　　　　　・K・Cl注射液：1A　40mEq

・Kの投与は40mEq/L以下（末梢静脈から高濃度のKを投与すると，血管痛や静脈硬化がある）か，20mEq/時以下で1日投与量は100mEqを超えないようにする。
・血糖値は100mg/dL/時を超えないように下げる（急速に下げると脳浮腫を招く）。

高K血症

Point

・著明な高K血症（＞6mEq），心電図異常が出現した場合，以下の緊急治療が必要。

治療

①カルチコール（8.5%グルコン酸Ca）：1A（10mL），
　…2〜3分かけて静注

②GI療法
　ヒューマリンR（HR）：10単位＋10% TZ　500mL
　　　　　　　　　　　　　　　　（50gのブドウ糖）
　…60分以上かけて点滴静注

③メイロン（7%炭酸水素Na）：50mL
　…5分以上かけて静注

> ブドウ糖5gに対し，
> インスリン1単位

④陽イオン交換樹脂
　カリメート：30g ＋ 微温湯100mL，注腸
　　30分腸内に留置

急激なKの上昇や，心電図異常（→p.45「P波の消失」）がない場合は上記の治療は必要ないが，Kを含まない輸液に変更する（→p.29「電解質の補正」）。

略語
DM：diabetes mellitus　糖尿病
CVP：central venous pressure　中心静脈圧

●見逃したらダメな疾患

1 急性腎不全

急性腎不全は，救急外来でみる高K血症をきたす疾患の1つである。

> **・まず行う処置**
> ①静脈ラインを確保する。
> ②尿道カテーテルを挿入 →❶
> 　→ 尿量をチェック。尿比重をチェック（濃い or 薄い？）
> ③腎毒性のある薬を使ってないか（抗菌薬，ヨード剤，利尿薬）
> 　→ 使っていれば中止
> ④腎前性の原因のうち，脱水はあるか
> 　→ あれば，輸液をする
> 　生食：500mL … 100～200mL/時で点滴静注
> 　逆に心不全による心拍出量低下が原因のときは，急速輸液は×！
> 　できれば中心静脈圧（CVP）をチェックして行う方がよい。
> ⑤高K血症はないか
> 　→ あればp.154の（治療）

以上を行った上で，詳しい原因精査（腎前性・腎性・腎後性）を行っていく。

$$FE_{Na}（ナトリウム排泄率）$$

$$FE_{Na} = \frac{尿中Na \times 血清Cr}{血清Na \times 尿中Cr} \times 100$$

$$FE_{Na} > 1 のとき腎性腎不全$$

→
❶ 尿比重は一般的に1.015前後
腎臓で1.002～1.045で調節している。
　低比重（1.010以下）：尿崩症，腎炎，腎不全など
　高比重（1.030以上）：DM，脱水，造影剤使用後，腎不全，
　　　　　　　　　　　　ネフローゼ症候群，心不全，など

> 基準値は施設によって違うが，1.005から1.020とされています。

注 意

Mgは腎から排泄されるので，腎不全の人に下剤としてカマ（酸化マグネシウム）を出すのはやめる（体内に蓄積してしまうから）。

先輩からのアドバイス

> 急性腎不全の場合，大切なのは腎前性・腎性・腎後性の判断になります。それにより治療が変わってきます。注目すべきはBUN，Crの上昇よりも電解質や酸塩基平衡の補正です。

痺れ

Point

- ・過換気の患者さんがよく訴える。そんなときは，不安がる患者さんに危険な病気ではないことを話し，まず落ち着いていただく。
- ・電解質異常や糖尿病が原因のこともあるので，採血して確認する。

●頻度の高い疾患

1 過換気症候群　2 頚椎症　3 腰椎椎間板ヘルニア　4 その他

●実践

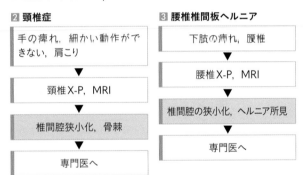

1 **過換気症候群** → p.141

2 **頚椎症**

手の痺れ，細かい動作ができない，肩こり
▼
頸椎 X-P，MRI
▼
椎間腔狭小化，骨棘
▼
専門医へ

3 **腰椎椎間板ヘルニア**

下肢の痺れ，腰椎
▼
腰椎 X-P，MRI
▼
椎間腔の狭小化，ヘルニア所見
▼
専門医へ

4 その他

- ・糖尿病による手袋靴下型の神経障害
- ・末梢神経炎
- ・手根管症候群，肘部管症候群，頚肩腕症候群

付 録

急性期 DIC 診断基準

（日本救急医学会 DIC 委員会）

基礎疾患（すべての生体侵襲はDICを引き起こすことを念頭におく）

1. 感染症（全ての微生物による）
2. 組織損傷 　　外傷，熱傷，手術
3. 血管性病変 　　大動脈瘤，巨大血管腫，血管炎
4. トキシン／免疫学的反応 　　蛇毒，薬物，輸血反応（溶血性輸血反応，大量輸血）， 　　移植拒絶反応
5. 悪性腫瘍（骨髄抑制症例を除く）
6. 産科疾患
7. 上記以外にSIRSを引き起こす病態 　　急性膵炎，劇症肝炎（急性肝不全，劇症肝不全）， 　　ショック／低酸素，熱中症／悪性症候群，脂肪塞栓， 　　横紋筋融解，他
8. その他

（文献 1）より引用）

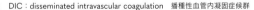

略語 DIC：disseminated intravascular coagulation　播種性血管内凝固症候群

鑑別すべき疾患および病態

診断に際して DIC に似た検査所見・症状を呈する以下の疾患および病態を注意深く鑑別する

1. 血小板減少
    イ) 希釈・分布異常
        1) 大量出血, 大量輸血・輸液, 他
    ロ) 血小板破壊の亢進
        1) ITP, 2) TTP/HUS, 3) 薬剤性 (ヘパリン, バルプロ酸等), 4) 感染 (CMV, EBV, HIV等), 5) 自己免疫による破壊 (輸血後, 移植後等), 6) 抗リン脂質抗体症候群, 7) HELLP症候群, 8) SLE, 9) 体外循環, 他
    ハ) 骨髄抑制, トロンボポイエチン産生低下による血小板産生低下
        1) ウイルス感染症, 2) 薬物など (アルコール, 化学療法, 放射線療法等), 3) 低栄養 (Vit B₁₂, 葉酸), 4) 先天性／後天性造血障害, 5) 肝疾患, 6) 血球貪食症候群 (HPS), 他
    ニ) 偽性血小板減少
        1) EDTA によるもの, 2) 検体中抗凝固剤不足, 他
    ホ) その他
        1) 血管内人工物, 2) 低体温, 他

2. PT延長
    1) 抗凝固療法, 抗凝固剤混入, 2) Vit K欠乏, 3) 肝不全, 肝硬変, 4) 大量出血, 大量輸血, 他

3. FDP上昇
    1) 各種血栓症, 2) 創傷治癒過程, 3) 胸水, 腹水, 血腫, 4) 抗凝固剤混入, 5) 線溶療法, 他

4. その他
    1) 異常フィブリノゲン血症, 他

(文献 1) より引用)

ITP : idiopathic thrombocytopenic purpura　特発性血小板減少性紫斑病
TTP : thrombotic thrombocytopenic purpura　血栓性血小板減少性紫斑病
HUS : hemolytic uremic syndrome　溶血性尿毒症症候群
CMV : Cytomegalovirus　サイトメガロウイルス
EBV : Epstein-Barr virus　エプスタインバールウイルス, EB ウイルス
HIV : human immunodeficiency virus　ヒト免疫不全ウイルス, エイズウイルス
HELLP 症候群 : hemolysis, elevated liver enzyme, low platelets　溶血, 肝酵素の上昇, 血小板減少
SLE : systemic lupus erythematosus　全身性エリテマトーデス, 全身性紅斑性狼瘡
HPS : hemophagocytic syndrome　血球貪食症候群
EDTA : ethylenediaminetetraacetic acid　エチレンジアミン四酢酸

付録
役に立つ診断基準

SIRS 診断基準

体温	＞38℃あるいは＜36℃
心拍数	＞90/分
呼吸数	＞20回/分あるいはPaCO₂＜32mmHg
白血球数	＞12,000/mm³あるいは＜4,000/mm³ あるいは幼若球数＞10%

（文献 1）より引用）

診断基準

点	SIRS	血小板（mm³）	PT比	FDP（μg/mL）
0	0〜2	＞12万	＜1.2 ＜秒 ≧%	＜10
1	≧3	8万≦，＜12万 あるいは24時間以内に 30%以上の減少	≧1.2 ≧秒 ＜%	10≦，＜25
2	―	―	―	―
3		＜8万 あるいは24時間以内 に50%以上の減少		≧25

DIC　4点以上

〈注意〉
1) 血小板減少はスコア算定の前後いずれの 24 時間以内でも可能。
2) PT 比（検体 PT 秒 / 正常対照値）ISI = 1.0 の場合は INR に等しい。
　各施設において PT 比 1.2 に相当する秒数の延長または活性値の低下を使用してもよい。
3) FDP の代替として D- ダイマーを使用してよい。各施設の測定キットにより右記の換算表を使用する。

（文献 1）より引用）

D-ダイマー/FDP換算表

測定キット名	FDP 10 μg/mL	FDP 25 μg/mL
	D-ダイマー (μg/mL)	D-ダイマー (μg/mL)
シスメックス	5.4	13.2
日水製薬	10.4	27.0
バイオビュー	6.5	8.82
三菱化学メディエンス	6.63	16.31
ロッシュ・ダイアグノスティックス	4.1	10.1
積水メディカル	6.18	13.26
ラジオメーター	4.9	8.4

(文献 1) より引用)

付録

役に立つ診断基準

[引用文献]
1) 日本救急医学会 DIC 委員会：急性期 DIC 診断基準, 日本救急医学会雑誌, 24：114-115, 2013.

DIC 診断基準（日本血栓止血学会 2017 年版）

DIC 診断適用のアルゴリズム

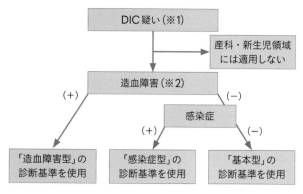

- DIC 疑い（※1）：DIC の基礎疾患を有する場合。説明のつかない血小板数減少・フィブリノゲン低下・FDP 上昇 などの検査値異常がある場合，静脈血栓塞栓症などの血栓性疾患がある場合など。
- 造血障害（※2）：骨髄抑制，貧血亢進，末梢循環における血小板破壊や凝集など，DIC 以外にも血小板数低下の原因が存在すると判断される場合に（＋）と判断。寛解状態の造血器腫瘍は（－）とする。
- 基礎病態を特定できない（または複数ある）あるいは「造血障害」「感染症」のいずれにも相当しない場合は基本型を使用する。例えば，固形癌に感染症を合併し基礎病態が特定できない場合には「基本型」を用いる。
- 肝不全では 3 点減じる（p.163 の注を参照）

（文献 1）より引用）

［引用文献］
1）DIC 診断基準作成委員会：日本血栓止血学会誌，28：369-391，2017．

DIC 診断基準

	項目	基本型	造血障害型	感染症型
一般止血検査	血小板数 (×10⁴/μL)	12< 　　　　0点 8< ≦12 　　1点 5< ≦8 　　1点 ≦5 　　　　3点 24時間以内に 30%以上の減少 (※1) 　　　+1点		12< 　　　　0点 8< ≦12 　　1点 5< ≦8 　　1点 ≦5 　　　　3点 24時間以内に 30%以上の減少 (※1) 　　　+1点
	FDP (μg/mL)	<10 　　　　0点 10≦ <20 　1点 20≦ <40 　2点 40≦ 　　　　3点	<10 　　　　0点 10≦ <20 　1点 20≦ <40 　2点 40≦ 　　　　3点	<10 　　　　0点 10≦ <20 　1点 20≦ <40 　2点 40≦ 　　　　3点
	フィブリノゲン (mg/dL)	150< 　　　　0点 100< ≦150 　1点 ≦100 　　　　2点		150< 　　　　0点 100< ≦150 　1点 ≦100 　　　　2点
	プロトロンビン 時間比	<1.25 　　　　0点 1.25≦ <1.67 　1点 1.67≦ 　　　　2点	<1.25 　　　　0点 1.25≦ <1.67 　1点 1.67≦ 　　　　2点	<1.25 　　　　0点 1.25≦ <1.67 　1点 1.67≦ 　　　　2点
分子マーカー	アンチトロンビン (%)	70< 　　0点 ≦70 　　1点	70< 　　0点 ≦70 　　1点	70< 　　0点 ≦70 　　1点
	TAT, SF または F1+2	基準範囲上限の 2倍未満 　0点 2倍以上 　1点	基準範囲上限の 2倍未満 　0点 2倍以上 　1点	基準範囲上限の 2倍未満 　0点 2倍以上 　1点
肝不全(※2)		なし 　　0点 あり 　−3点	なし 　　0点 あり 　−3点	なし 　　0点 あり 　−3点
DIC診断		6点以上	4点以上	5点以上

- （※1）：血小板数>5万/μLでは経時的低下条件を満たせば加点する(血小板数≦5万では加点しない)。血小板数の最高スコアは3点までとする。
- FDPを測定していない施設(D-ダイマーのみ測定の施設)では，D-ダイマー基準値上限2倍以上への上昇があれば1点を加える。ただし，FDPも測定して結果到着後に再評価することを原則とする。
- FDPまたはD-ダイマーが正常であれば，上記基準を満たした場合であってもDICの可能性は低いと考えられる。
- プロトロンビン時間比：ISIが1.0に近ければ，INRでもよい(ただしDICの診断にPT-INRの使用が推奨されているエビデンスはない)。
- プロトロンビン時間比の上昇が，ビタミンK欠乏症によると考えられる場合には，上記基準を満たした場合であってもDICとは限らない。
- トロンビン-アンチトロンビン複合体(TAT)，可溶性フィブリン(SF)，プロトロンビンフラグメント1+2(F1+2)：採血困難例やルート採血などでは偽値で上昇することがあるため，FDPやD-ダイマーの上昇度に比較して，TATやSFが著増している場合は再検する。昨日の結果が間に合わない場合でも確認する。
- 手術直後はDICの有無とは関係なく，TAT，SF，FDP，D-ダイマーの上昇，ATの低下などDIC類似のマーカー変動がみられるため，慎重に判断する。
- （※2）肝不全：ウイルス性，自己免疫性，薬物性，循環障害などが原因となり「正常肝ないし肝機能が正常と考えられる肝に肝障害が生じ，初発症状出現から8週以内に，高度の肝機能障害に基づいてプロトロンビン時間活性が40%以下ないしはINR値1.5以上を示すもの」(急性肝不全)および慢性肝不全「肝硬変のChild-Pugh分類BまたはC(7点以上)」が相当する。
- DICが強く疑われるが本診断基準を満たさない症例であっても，医師の判断による抗凝固療法を妨げるものではないが，繰り返しての評価を必要とする。

(文献1) より引用)

敗血症の診断

(Sequential Organ Failure Assessment)

SOFAスコア

項目	点数				
	0点	1点	2点	3点	4点
PaO₂/FiO₂ (mmHg)	≧400	<400	<300	<200 +呼吸補助	<100 +呼吸補助
血小板数 血小板数(×10³/μL)	≧150	<150	<100	<50	<20
肝機能 ビリルビン(mg/dL)	<1.2	1.2〜1.9	2.0〜5.9	6.0〜11.9	>12.0
血圧低下	平均動脈圧 ≧70mmHg	平均動脈圧 <70mmHg	DOA<5γ あるいは DOB使用	DOA 5.1〜15 あるいは Ad≦0.1γ あるいは NOA≦0.1γ	DOA >15γ あるいは Ad>0.1γ あるいは NOA>0.1γ
GCS	15	13・14	10・12	6・9	<6
クレアチニン (mg/dL) 尿量(mL/日)	<1.2	1.2〜1.9	2.0〜3.4	3.5〜4.9 or <500mL/日	>5.0 or <200mL/日

PaO₂/FiO₂：動脈血酸素分圧/吸入酸素濃度，DOA：ドパミン，DOB：ドブタミン，Ad：アドレナリン，NOA：ノルアドレナリン，カテコラミンは1時間以上投与した投与量，GCS：Glasgow come scale

(文献1) 2) より引用)

qSOFA (quick SOFA)

	項目	点数
血圧	収縮期血圧100mmHg以下	1
呼吸数	22回/分以上の頻呼吸	1
意識	意識障害(GCSで15未満)	1

2点以上あれば敗血症を疑う

(文献3) より引用)

敗血症および敗血症性ショックの診断アルゴリズム

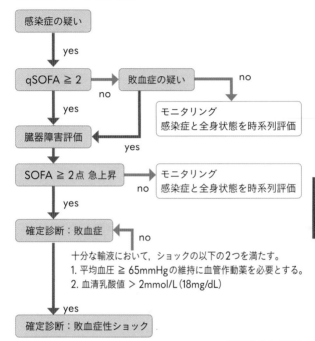

(文献 2) 4) より引用)

[参考文献]
1) JAID/JSC 感染症治療ガイドライン2017―敗血症およびカテーテル関連血流感染症
2) Singer M, et al: The Third International Consensus Definitions for Sepsis and Septic Shock (Sepsis-3). JAMA. 2016, 23; 315: 801-10.
3) 日本版敗血症診療ガイドライン2016
4) 日本版敗血症診療ガイドライン2016. 日本集中治療医学会雑誌. 24, 2017.

救急部門における失神患者診療のフローチャート

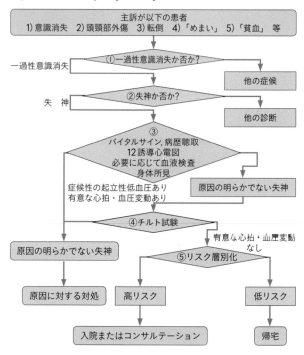

主訴が以下の患者
1) 意識消失 2) 頭頸部外傷 3) 転倒 4)「めまい」 5)「貧血」 等

一過性意識消失 ──── ① 一過性意識消失か否か？ ──── 他の症候

失 神 ──── ② 失神か否か？ ──── 他の診断

③
バイタルサイン, 病歴聴取
12 誘導心電図
必要に応じて血液検査
身体所見

症候性の起立性低血圧あり
有意な心拍・血圧変動あり ──── 原因の明らかでない失神

④ チルト試験

有意な心拍・血圧変動
なし

原因の明らかでない失神

⑤ リスク層別化

原因に対する対処 高リスク 低リスク

入院またはコンサルテーション 帰宅

※ チルト試験は救急外来で行うことは難しいため, 代わりに立位負荷試験 (active standing test) を行う。仰臥位で1分間ごとの心拍数と血圧測定を3分間以上行い, その後, 立位になり同じ項目を3分間以上測定する。→起立性低血圧は, 仰臥位から立位になった後3分間以内に①仰臥位の収縮期血圧から20mmHg以上低下②仰臥位の拡張期血圧から10mmHg以上低下③立位の収縮期血圧が90mmHg以下に低下がみられた場合診断できる。また, 立位になった際に失神した場合は血管迷走神経反射と診断できる。

(文献 1) より引用)

リスク層別化のためのリスク因子

①年齢
　65 歳以上
②既往歴
　心疾患
　　うっ血性心不全
　　心室性不整脈
　　虚血性心疾患
　　中等症以上の弁膜疾患
③家族歴
　心臓突然死または遺伝性不整脈疾患
④症状
　胸痛・背部痛
　突発する頭痛
　呼吸困難
　失神の前駆症状なし
⑤バイタルサインと身体診察
　15 分以上持続するバイタルサインの異常
　　呼吸数 > 24/分
　　心拍数 > 100/分，または < 50/分
　　収縮期血圧 < 90 mmHg, または > 160mmHg
　　SpO_2 < 90%
　異常心音や肺野のラ音
　神経学的異常
　治療を要する外傷
⑥12 誘導心電図
　異常
⑦その他の検査（検査の必要性を判断して施行する）
　血液検査
　ヘマトクリット < 30%
　BNP > 300pg/mL
　心筋特異的トロポニン陽性
　D-ダイマー陽性
　便潜血陽性
⑧臨床医の印象
　重症感

（文献 1）より引用）

［引用文献］
1) 循環器病の診断と治療に関するガイドライン（2011 年度合同研究班報告），失神の診断・治療ガイドライン（2012 年改訂版）．

NIHSS
(National Institutes of Health Stroke Scale)

1a. 意識水準	0：完全覚醒　　1：簡単な刺激で覚醒 2：繰り返し刺激, 強い刺激で覚醒　　3:完全に無反応
1b. 意識障害一質問 (今月の月名および年齢)	0：両方正解　　1：片方正解　　2：両方不正解
1c. 意識障害, 従命 (開閉眼,「手を握る・開く」)	0：両方正解　　1：片方正解　　2：両方不可能
2. 最良の注視	0：正常　　1：部分的注視視野　　2：完全注視麻痺
3. 視野	0：視野欠損なし　　1：部分的半盲 2：完全半盲　　3:両側性半盲
4. 顔面麻痺	0：正常　　　　　　　1：軽度の麻痺 2：部分的麻痺　　　　3：完全麻痺
5. 上肢の運動 (右) 　*仰臥位のときは45度右 　　上肢 　9：切断, 関節癒合	0：90度*を10秒間保持可能(下垂なし) 1：90度*を保持できるが, 10秒以内に下垂 2：90度*の挙上または保持ができない 3：重力に抗して動かない 4：全く動きがみられない
上肢の運動 (左) 　*仰臥位のときは45度右 　　上肢 　9：切断, 関節癒合	0：90度*を10秒間保持可能(下垂なし) 1：90度*を保持できるが, 10秒以内に下垂 2：90度*の挙上または保持ができない 3：重力に抗して動かない 4：全く動きがみられない
6. 下肢の運動 (右) 　9：切断, 関節癒合	0：30度を5秒保持できる(下垂なし) 1：30度を保持できるが, 5秒以内に下垂 2：重力に抗して動きがみられる 3：重力に抗して動かない 4：全く動きがみられない
下肢の運動 (左) 　9：切断, 関節癒合	0：30度を5秒間保持できる(下垂なし) 1：30°を保持できるが, 5秒以内に下垂 2：重力に抗して動きがみられる 3：重力に抗して動かない 4：全く動きがみられない
7. 運動失調 　9：切断, 関節癒合	0：なし　　1：1肢　　2：2肢
8. 感覚	0：障害なし　　1：軽度から中等度　　2：重度から完全
9. 最良の言語	0：失語なし　　　　　1：軽度から中等度 2：重度の失語　　　　3：無言, 全失語
10. 構音障害 　9：挿管または身体的障壁	0：正常　　1：軽度から中等度　　2：重度
11. 消去現象と注意障害	0：異常なし 1：視覚, 触覚, 聴覚, 視空間, または自己身体に対する 　不注意, あるいは1つの感覚様式で2点同時刺激に対 　する消去現象 2：重度の半側不注意あるいは2つ以上の感覚様式に対す 　る半側不注意

(Lyden P, et al：Stroke, 25：2220-2226, 1994 より引用)

JCS

意識障害の程度を評価するのに使う

(Japan Coma Scale；3-3-9 度方式)

Ⅰ 刺激しないで覚醒している状態(1桁の点数で表現)
1. 意識清明とは言えない。
2. 見当識障害(時, 場所, 人)がある。
3. 自分の名前, 生年月日が言えない。

Ⅱ 刺激すると覚醒する状態—刺激をやめると眠り込む(2桁の点数で表現)
10. 普通の呼びかけで容易に開眼する。
合目的な運動(例えば, 右手を握れ, 離せ)をするし, 言葉も出るが間違いが多い。
20. 大きな声または体を揺さぶることにより開眼する。(簡単な命令に応ずる。例えば離握手)
30. 痛み刺激を加えつつ呼びかけを繰り返すと辛うじて開眼する。

Ⅲ 刺激しても覚醒しない状態(3桁で表現)
100. 痛み刺激に対し, 払いのけるような動作をする。
200. 痛み刺激に対し, 手足を動かしたり, 顔をしかめる。
300. 痛み刺激に反応しない。

開眼状態だが評価困難時

R：restlessness　　不穏状態
I：incontinence　　失禁
A：akinetic mutism　無動性無言症（無動無言で意思疎通とれないが, 覚醒・睡眠のリズムあり, 開眼時に眼でものを追ったりみつめたりする）
　　apallic state　失外套状態

たとえば 30R または 30 不穏とか, 20I または 20 失禁として表す。

（太田富雄, 他：急性期意識障害の新しい grading とその表現法（いわゆる 3-3-9 度方式）.
第 3 回脳卒中の外科研究会講演集, p.61-69, 1975. より引用）

GCS

> 意識障害の程度を
> 評価するのに使う

(Glasgow Coma Scale)

開眼	自発的に	E4
(eye opening, E)	呼びかけにより	E3
	疼痛刺激により	E2
	開眼しない	E1
言語による	見当識あり	V5
最良の応答	混乱した会話	V4
(best verbal response, V)	不適切な言葉	V3
	理解できない発声	V2
	反応なし	V1
運動による	命令に従う	M6
最良の応答	合目的な運動	M5
(best motor response, M)	逃避反応	M4
	異常屈曲運動	M3
	四肢伸展反応	M2
	反応なし	M1

正常ではE, V, Mの合計が15点, 深昏睡では3点となる。

点数

(Teasdale G, Jennett B：Assessment of coma and impaired consciousness. A practical scale. Lancet, 2:81-84, 1974. より引用)

> サラッと質問しよう。じっくり聞くと認知症でも
> 意外に点数が高くなってしまいます。

3分で認知症のスクリーニングができる「Mini-Cog®」という簡単なテストもあります。記憶・復唱, 時計描写にて評価します。
http://mini-cog.com/wp-content/uploads/2018/03/JAPANESE-Standardized-Mini-Cog-1-19-16-JP_v1.pdf

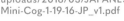

改訂長谷川式簡易知能評価スケール

認知症の診断で使う

質問内容		配点
1	お歳はいくつですか？（2年までの誤差は正解）	0 1
2	今日は何年何月何日ですか？　何曜日です　　年 か？　　　　　　　　　　　　　　　　　　月 （年 月 日，曜日が正解でそれぞれ1点ずつ）　日 　　　　　　　　　　　　　　　　　　　　曜日	0 1 0 1 0 1 0 1
3	私たちがいまいるところはどこですか？ （自発的にでれば2点，5秒おいて家ですか？ 病院ですか？　施設ですか？　のなかから正しい選択 をすれば1点）	0 1 2
4	これから言う3つの言葉を言ってみてください。あと でまた聞きますのでよく覚えておいてください。（以 下の系列のいずれか1つで，採用した系列に○印をつ けておく） 1：a)桜　b)猫　c)電車，2：a)梅　b)犬　c)自動車	0 1 0 1 0 1
5	100から7を順番に引いてください。 （100−7は？ それからまた7を引くと？ と　　(93) 質問する。 最初の答えが不正解の場合，　　　(86) 打ち切る。）	0 1 0 1
6	私がこれから言う数字を逆から言ってください。　2-8-6 （6-8-2, 3-5-2-9を逆から言ってもらう。3　　9-2-5-3 桁逆唱に失敗したら，打ち切る）	0 1 0 1
7	先ほど覚えてもらった言葉をもう一度言ってみてください。 （自発的に回答があれば各2点，もし回答がない場合， 以下のヒントを与え正解であれば1点） a)植物　b)動物　c)乗り物	a：0 1 2 b：0 1 2 c：0 1 2
8	これから5つの品物を見せます。 それを隠しますので なにがあったか言ってください。 （時計，鍵，タバコ，硬貨など必ず相互に無関係なもの）	0 1 2 3 4 5
9	知っている野菜の名前をできる だけ多く言ってください。 （答えた野菜の名前を右欄に記 入する。 途中で詰まり，約10 秒間待っても答えない場合は そこで打ち切る） 0〜 5＝0点，6＝1点，7＝2点， 8＝3点，9＝4点，10＝5点	0 1 2 3 4 5
	合計得点	

30点満点中20点以下は認知症の疑いあり。

（加藤伸司 他：老年精神医学雑誌，2：1339. 1991. より引用）

MMSE

（Mini-Mental State Examination）

検査日：20　　年　月　日　曜日　　施設名：＿＿＿＿＿＿＿＿＿＿

被験者：＿＿＿＿＿＿＿＿　男・女　　生年月日：明・大・昭　　年　月　日　　歳

プロフィールは事前または事後に記入します。　　　検査者：＿＿＿＿＿＿＿＿

得点：30点満点

質問と注意点		回答	得点
1(5点) 時間の 見当識	「今日は何日ですか」	日	0　1
	「今年は何年ですか」	年	0　1
	「今の季節は何ですか」 *最初の質問で，被験者の回答に複数の項目が含まれていてもよい。その場合，該当する項目の質問は省く。		0　1
	「今日は何曜日ですか」	曜日	0　1
	「今月は何月ですか」	月	0　1
2(5点) 場所の 見当識	「ここは都道府県でいうと何ですか」		0　1
	「ここは何市 (*町・村・区など) ですか」		0　1
	「ここはどこですか」 (*回答が地名の場合，この施設の名前は何ですか，と質問をかえる。正当は建物名のみ)		0　1
	「ここは何階ですか」	階	0　1
	「ここは何地方ですか」		0　1
3(3点) 即時想起	「今から私がいう言葉を覚えてくり返し言ってください。『さくら，ねこ，電車』はい，どうぞ」 ＊テスターは3つの言葉を1秒に1つずつ言う。その後，被験者にくり返させ，この時点でいくつ言えたかで得点を与える。 ＊正答1つにつき1点。合計3点満点。		0　1 2　3
	「今の言葉は，後で聞くので覚えておいてください」 ＊この3つの言葉は，質問5で再び復唱させるので3つ全部答えられなかった被験者については，全部答えられるようになるまで繰り返す（ただし6回まで）。		
4(5点) 計算	「100から順番に7をくり返しひいてください」 ＊5回くり返し7を引かせ，正答1つにつき1点。合計5点満点。 正答例：93　86　79　72　65 ＊答えが止まってしまった場合は「それから」と促す。		0　1　2 3　4　5
5(3点) 遅延再生	「さっき私が言った3つの言葉は何でしたか」 ＊質問3で提示した言葉を再度復唱させる。		0 1 2 3
6(2点) 物品 呼称	時計（または鍵）を見せながら**「これは何ですか？」** 鉛筆を見せながら**「これは何ですか？」** ＊正答1つにつき1点。合計2点満点。		0　1　2
7(1点) 文の 復唱	「今から私がいう文を覚えてくり返し言ってください。『みんなで力を合わせて綱を引きます』」 ＊口頭でゆっくり，はっきりと言い，くり返させる。1回で正確に答えられた場合1点を与える。		0　1
8(3点) 口頭指示	＊紙を机に置いた状態で教示を始める。 「今から私がいう通りにしてください。 右手にこの紙を持ってください。それを半分に折りたたんでください。そして私にください」 ＊各段階ごとに正しく作業した場合に1点ずつ与える。合計3点満点。		0 1 2 3
9(1点) 書字指示	「この文を読んで，この通りにしてください」 ＊被験者は音読でも黙読でもかまわない。実際に目を閉じれば1点を与える。	裏面に 質問有	0　1
10(1点) 自発書字	「この部分に何か文章を書いてください。どんな文章でもかまいません」 ＊テスターが例文を与えてはならない。意味のある文章ならば正答とする。(*名詞のみは誤答，状態を示す四字熟語は正答)	裏面に 質問有	0　1
11(1点) 図形模写	「この図形を正確にそのまま書き写してください」 ＊模写は角が10個あり，2つの五角形が交差していることが正答の条件。手指のふるえなどはかまわない。	裏面に 質問有	0　1

Mini-Mental State Examination (MMSE)

9.「この文を読んで，この通りにしてください」

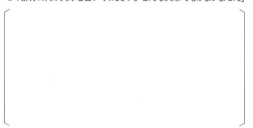

「目を閉じてください」

10.「この部分に何か文章を書いてください。どんな文章でもかまいません」

11.「この図形を正確にそのまま書き写してください」

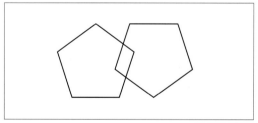

左ページの裏面にあたります。

Forrester の分類 < 心不全の分類・治療に使用

(L/分/m²)

	Ⅰ型	Ⅱ型
	肺うっ血（−） 末梢循環不全（−） 無治療	肺うっ血（＋） 末梢循環不全（−） 利尿薬, 血管拡張薬
	Ⅲ型	Ⅳ型
	肺うっ血（−） 末梢循環不全（＋） 補液, 強心薬	肺うっ血（＋） 末梢循環不全（＋） 補液, 強心薬 利尿薬, 血管拡張薬

心係数 2.2

18 (mmHg)

肺動脈楔入圧

NYHA の心機能分類 < 心不全に伴う呼吸困難の分類に使用

Ⅰ度	身体活動に制限のない心疾患患者。日常生活における身体活動では, 疲労・動悸・呼吸困難や胸心痛が起きない。
Ⅱ度	身体活動に軽度制限のある心疾患患者。安静時には症状がない。日常生活における身体活動では, 疲労・動悸・呼吸困難や胸心痛が起きる。
Ⅲ度	身体活動に高度制限がある心疾患患者。安静時には症状がない。日常生活以下の身体活動で疲労・動悸・呼吸困難や胸心痛が起きる。
Ⅳ度	いかなる身体活動を行うにも症状を伴う心疾患患者。安静時にも心不全や狭心症の症状が存在し, 身体活動によって症状が増悪する。

略語 NYHA：New York Heart Association　ニューヨーク心臓協会

Fletcher-Hugh-Jones の呼吸困難度分類

> 呼吸器疾患に伴う呼吸困難の分類に使用

I度	同年齢の健康者と同様の労作ができ，歩行，階段昇降も健康者並みにできる。
II度	同年齢の健康者と同様に歩行ができるが，坂，階段は健康者並みにできない。
III度	平地でさえ健康者並に歩けないが自分のペースなら1.6km以上歩ける。
IV度	休みながらでなければ50m以上歩けない。
V度	会話，衣服の着脱にも息切れがする。息切れのため外出ができない。

付録

役に立つ診断基準

喘息予防・管理ガイドライン 2018

（文献 1）より引用）

救急外来での問診で注意すべきポイント

・発症の時間と増悪の原因
・これまでの服薬状況，最後に使用した薬剤とその時間，およびステロイド薬の使用
・これまでの喘息による入院の有無と救急外来の受診状況
・喘息による呼吸不全や挿管の既往の有無
・心肺疾患および合併症の有無（心不全，気胸，肺血栓塞栓症などは特に注意を要する）
・アスピリン喘息（NSAIDs 過敏喘息）や薬物アレルギーの有無

喘息発作の強度と目安となる発作治療ステップ

PEF 値は，予測値または自己最良値との割合を示す。

発作強度*	呼吸困難	動作	検査値の目安				発作治療ステップ
			PEF	SpO₂	PaO₂	PaCO₂	
喘鳴/胸苦しい	急ぐと苦しい動くと苦しい	ほぼ普通	80%以上	96%以上	正常	45mmHg未満	発作治療ステップ1
軽度（小発作）	苦しいが横になれる	やや困難					
中等度（中発作）	苦しくて横になれない	かなり困難かろうじて歩ける	60〜80%	91〜95%	60mmHg超	45mmHg未満	発作治療ステップ2
高度（大発作）	苦しくて動けない	歩行不能会話困難	60%未満	90%以下	60mmHg以下	45mmHg以上	発作治療ステップ3
重篤	呼吸減弱チアノーゼ呼吸停止	会話不能体動不能錯乱意識障害失禁	測定不能	90%以下	60mmHg以下	45mmHg以上	発作治療ステップ4

＊：発作強度は主に呼吸困難の程度で判定する（他の項目は参考事項とする）。異なる発作強度の症状が混在する場合は強い方をとる。

喘息の発作治療ステップ

治療目標：呼吸困難の消失，体動，睡眠正常，日常生活正常，PEF 値が予測値または自己最良値の 80% 以上，酸素飽和度 > 95%，平常服薬，吸入で喘息症状の悪化なし。

ステップアップの目安：治療目標が 1 時間以内に達成されなければステップアップを考慮する。

	治療	対応の目安
発作治療ステップ1	短時間作用性β₂刺激薬吸入*² ブデソニド/ホルモテロール吸入薬追加（SMART療法施行時）	医師による指導のもとで自宅治療可
発作治療ステップ2	短時間作用性β₂刺激薬ネブライザー吸入反復*³ 酸素吸入（SpO₂ 95%前後を目標） ステロイド薬全身投与*⁵ アミノフィリン点滴静注併用可*⁷ 0.1%アドレナリン（ボスミン®）皮下注*⁶使用可	救急外来 ・2～4時間で反応不十分 ・1～2時間で反応なし 入院治療 　入院治療：高度喘息症状として発作治療ステップ3を施行
発作治療ステップ3	短時間作用性β₂刺激薬ネブライザー吸入反復*³ 酸素吸入（SpO₂ 95%前後を目標） ステロイド薬全身投与*⁵ アミノフィリン点滴静注（持続）*⁷ 0.1%アドレナリン（ボスミン®）皮下注*⁶使用可 吸入短時間作用性抗コリン薬併用可	救急外来 1時間以内に反応なければ入院治療 悪化すれば重篤症状の治療へ
発作治療ステップ4	上記治療継続 症状，呼吸機能悪化で挿管*¹ 酸素吸入にもかかわらずPaO₂ 50mmHg以下および/または意識障害を伴う急激なPaCO₂の上昇 人工呼吸*¹，気管支洗浄を考慮 全身麻酔（インフルラン，セボフルランなどによる）を考慮	直ちに入院，ICU管理*¹

*1： ICU または，気管内挿管，補助呼吸などの処置ができ，血圧，心電図，パルスオキシメーターによる継続的モニターが可能な病室。気管内挿管，人工呼吸装置の装着は，緊急処置としてやむを得ない場合以外は複数の経験のある専門医により行われることが望ましい。

*2： 短時間作用性β₂刺激薬 pMDI の場合：1～2 パフ，20 分おき 2 回反復可

*3： 短時間作用性β₂刺激薬ネブライザー吸入：20～30 分おきに反復する。脈拍を 130/ 分以下に保つようにモニターする。

*4： 本文参照：アミノフィリン 125～250mg を補液薬 200～250mL に入れ，1 時間程度で点滴投与する。

　副作用（頭痛，吐き気，動悸，期外収縮など）の出現で中止。発作前にテオフィリン薬が投与されている場合は，半量もしくはそれ以下に減量する。可能な限り血中濃度を測定しながら投与する。

*5： ステロイド薬点滴静注：ベタメタゾン 4～8mg あるいはデキサメタゾン 6.6～9.9mg を必要に応じて 6 時間ごとに点滴静注。
アスピリン喘息（NSAIDs 過敏喘息）の可能性がないことが判明している場合，ヒドロコルチゾン 200～500mg，メチルプレドニゾロン 40～125mg を点滴静注してもよい。以後ヒドロコルチゾン 100～200mg またはメチルプレドニゾロン 40～80mg を必要に応じて 4～6 時間ごとに，またはプレドニゾロン 0.5mg/kg/ 日，経口。

*6： 0.1%アドレナリン（ボスミン®）：0.1～0.3mL 皮下注射 20～30 分間隔で反復可。原則として脈拍は 130/ 分以下に保つようにモニターすることが望ましい。虚血性心疾患，緑内障[閉塞隅角（単性）緑内障は可]，甲状腺機能亢進症には禁忌，高血圧の存在下では血圧，心電図モニターが必要。

*7： アミノフィリン持続点滴時は，最初の点滴（*6 参照）後の持続点滴はアミノフィリン 125～250mg を 5～7 時間で点滴し，血中テオフィリン濃度が 8～20 μ g/mL になるように血中濃度をモニターして中毒症状の発現で中止する。

付録 役に立つ診断基準

救急外来受診の目安

- ・中等度（苦しくて横になれない）以上の喘息症状のとき。
- ・β_2 刺激薬の吸入を 1～2 時間おきに必要とするとき。
- ・症状が悪化していくとき。

帰宅時の留意点

- ・発作の原因を確認して，その回避と，喫煙者では禁煙を指導する。
- ・発作時の患者，家族の対応（悪化徴候の認識・初期対応・医療機関へのアクセスなど）に関して問題がなかったかどうかを確認し，必要に応じて指導する。
- ・長期管理薬の使用が適切であったか（アドヒアランス，吸入手技など）を見直して，継続の必要性を説明する。
- ・3～5 日分の発作治療薬（気管支拡張薬，経口ステロイド薬など）の処方を行う。
- ・早期にかかりつけ医または喘息専門医を受診し，治療を継続するよう指導する。

入院治療の適応

- ・中等度発作（発作治療ステップ 2）で 2～4 時間の治療で反応不十分あるいは 1～2 時間の治療で反応がない。
- ・高度発作（発作治療ステップ 3）で 1 時間以内に治療に反応がない。
- ・入院を必要とした重症喘息発作の既往がある。
- ・長時間（数日間～1 週間）にわたり増悪症状が続いている。
- ・肺炎，無気肺，気胸などの合併症がある。
- ・精神障害が認められる場合や意思疎通が不十分と認められる。
- ・交通などの問題で医療機関を受診することが困難と認められる。

ICU 管理の適応

- ・重篤発作または発作治療ステップ 4 へのステップアップを要する。
- ・救急室での初期治療で反応がない
- ・混迷，朦朧（もうろう）状態など呼吸停止や意識喪失などの危険を示す症状がある。
- ・高度の呼吸不全を呈し呼吸停止の可能性が危惧される状態。

退院の条件

- ・PaO_2 が正常値である。
- ・身体所見に（ほとんど）異常がない。
- ・歩行時の息切れがない。
- ・夜間，早朝の発作で目を覚まさない。
- ・短時間作用性吸入β_2刺激薬（SABA）を 4 時間以内の間隔で必要としない。
- ・退院時処方薬（吸入器など）を適切に実施できる。
- ・症状の自己評価と自己管理が実施できる（自己管理計画書；アクションプランの作成）。
- ・PEF 値はできれば予測値の 80％ 以上，日内変動も 20％ 未満を目安とする。

［引用文献］
1) 一般社団法人日本アレルギー学会 喘息ガイドライン専門部会 監修：喘息予防・管理ガイドライン 2018. p.137～141, 2018.

市中肺炎における細菌性肺炎と非定型肺炎の鑑別

1) 年齢60歳未満
2) 基礎疾患がない，あるいは軽微
3) 頑固な咳がある
4) 胸部聴診上所見が乏しい
5) 痰がない，あるいは迅速診断法で原因菌が証明されない
6) 末梢血白血球数が10,000/μL未満である

6 項目中 4 項目以上に合致した場合：非定型肺炎疑い
6 項目中 3 項目以下に合致した場合：細菌性肺炎疑い

※非定型肺炎の感度は
77.9%，特異度は93.0%

1) ～ 5) 項目中 3 項目以上に合致した場合：非定型肺炎疑い
1) ～ 5) 項目中 2 項目以下に合致した場合：細菌性肺炎疑い

非定型肺炎の感度は
83.9%，特異度は87.0%

(日本呼吸器学会：呼吸器感染症に関するガイドライン作成委員会．成人市中肺炎診療ガイドライン 2017 より引用)

A-DROP システム

各項目を1点とし，0 ～ 5 点で評価

A (Age) 男性70歳以上，女性75歳以上
D (Dehydration) BUN 21mg/dL 以上または脱水あり
R (Respiration) SpO_2 90% 以上 (PaO_2 60mmHg以下)
O (Orientation) 意識障害あり
P (Pressure) 収縮期血圧90mmHg以下

0 点（軽症）：外来治療
1～2 点（中等症）：外来 or 入院治療
3 点（重症）：入院治療
4～5 点（超重症）：ICU 治療
が推奨される。

治療環境を簡単に判断できる
システム

ツベルクリン反応の判定法

（48時間後）

反応の評価	記号	判定
発赤9mm以下	−	陰性
発赤10mm以上，硬結（−）二重発赤（−）	＋	弱陽性
発赤10mm以上，硬結（＋）	＋＋	中等度陽性
発赤10mm以上，硬結（＋），さらに二重発赤，水泡，壊死などを伴う	＋＋＋	強陽性

陰性	：結核菌感染の既往なし。今後，結核菌感染をきたす可能性あり。
弱陽性	：BCGによる陽性化の可能性。結核菌に対する抵抗力はあるが，今後発病の可能性がゼロではない。
中等度陽性	：BCGによる陽性化の可能性と，結核菌感染の可能性のどちらも考えうる。
強陽性	：2年以内に約5％の人が結核を発症するが，一生発症しない人も多くいる。胸部X線などの精査が必要。

喀痰検査

Gecklerの分類 （1視野ごと/100倍）

群	好中球（個）	扁平上皮細胞（個）
1	<10	>25
2	10〜25	>25
3	>25	>25
4	>25	10〜25
5	>25	<10
6	<25	<25

喀痰の検体として適当かをみる。
4，5：検体として適正

溶連菌性咽頭炎の診断

（centor criteria）

1. 38℃以上の発熱
2. 咳がない
3. 扁桃腺への白苔付着
4. 前頸部リンパ節の圧痛を伴う腫脹

各1点で0〜4点で評価

0〜1点　可能性が低い。抗菌薬不要

2〜3点　溶連菌迅速キットで評価[*]

4点　　可能性が高いため抗菌薬処方

＊溶連菌迅速キット：
特異度95%,
感度80%程度

なお，15歳以下＋1点，　45歳以上−1点として評価を推奨しているものもある。

気胸の肺虚脱率
Kircherの計算法

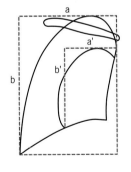
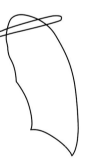

$$虚脱率 = \frac{a \times b - a' \times b'}{a \times b} \times 100 \ (\%)$$

Ⅰ度：肺尖が鎖骨よりも上にある。

Ⅱ度：肺尖が鎖骨よりも下にあり，虚脱率50%以下のもの

Ⅲ度：虚脱率50%以上のもの

ARDSとALIの診断基準

肺の炎症と透過性亢進を特徴とする症候群

1. 急性発症

2. 低酸素血症：PaO₂/FiO₂ 300Torr以下：ALI
   ：PaO₂/FiO₂ 200Torr以下：ARDS

3. 胸部X線にて両側性浸潤影

4. 左心不全徴候なし
   （PCWPの測定不要）

呼吸不全の鑑別に使用

新たに提唱されたARDSの診断基準
(The Berlin Definition, 2012)

発症時期	1週間以内 （既知の臨床的侵襲もしくは呼吸器症状の出現・増悪から）
胸部画像所見	両肺野の陰影 （胸水や無気肺，結節だけでは説明のつかないもの）
浮腫の成因	呼吸不全（心不全や体液過剰だけでは説明のつかないもの） リスク因子がない場合は静水圧性肺浮腫を除外するために客観的評価（心エコーなど）を要する。
酸素化	軽　症：200mmHg＜P/F≦300mmHg 　　　　（PEEP/CPAP≧5cmH₂O） 中等症：100mmHg＜P/F≦200mmHg 　　　　（PEEP≧5cmH₂O） 重　症：P/F≦100mmHg（PEEP≧5cmH₂O）

(JAMA. 2012, 20; 307 (23)：2526-33. より)

略語
ARDS：acute respiratory distress syndrome 急性呼吸促迫症候群
ALI：acute lung injury　急性肺損傷
PCWP：pulmonary capillary wedge preesure　肺毛細血管楔入圧

肝障害度
(liver damage)

	A	B	C
腹水	ない	治療効果 あり	治療効果 が少ない
血清ビリルビン値 (mg/dL)	2.0未満	2.0〜3.0	3.0超
血清アルブミン値 (g/dL)	3.5超	3.0〜3.5	3.0未満
ICG R₁₅ (%)	15未満	15〜40	40超
プロトロンビン時間 (%)	80超	50〜80	50未満

注:2項目以上の項目に該当した肝障害度が2カ所に生じる場合には,高いほうの肝障害度
をとる。

肝切除の基準範囲を決めるとき等に使う。

Child-Pugh 分類

	1点	2点	3点
脳症	ない	軽度	ときどき昏睡
腹水	ない	治療効果 あり	治療効果 が少ない
血清ビリルビン値 (mg/dL)	2.0未満	2.0〜3.0	3.0超
血清アルブミン値 (g/dL)	3.5超	2.8〜3.5	2.8未満
プロトロンビン時間 (%)	70超	40〜70	40未満

Child-Pugh分類:A　5〜6点
　　　　　　　　:B　7〜9点
　　　　　　　　:C　10〜15点

注:各項目のポイントを加算し,その合計点で分類する。

肝予備能の評価

急性膵炎 （急性膵炎診療ガイドライン 2015）

急性膵炎の臨床診断基準

（厚生労働省難治性膵疾患に関する調査研究班2008年）

1. 上腹部に急性腹痛発作と圧痛がある。
2. 血中または尿中に膵酵素の上昇がある。
3. 超音波、CT または MRI で膵に急性膵炎に伴う異常所見がある。

上記3項目中2項目以上を満たし、他の膵疾患および急性腹症を除外したものを急性膵炎と診断する。 ただし、慢性膵炎の急性増悪は急性膵炎に含める。

注）膵酵素は膵特異性の高いもの（膵アミラーゼ、リパーゼなど）を測定することが望ましい。

（文献1）より引用）

急性膵炎の重症度判定基準

（厚生労働省難治性膵疾患に関する調査研究班2008年）

A. 予後因子 （予後因子は各1点とする）

1. Base Excess ≦－3mEq/L、またはショック（収縮期血圧≦80mmHg）
2. PaO_2 ≦ 60mmHg（room air）、または呼吸不全（人工呼吸管理が必要）
3. BUN ≧ 40mg/dL（or Cr ≧ 2mg/dL）、または乏尿（輸液後も1日尿量が400mL以下）
4. LDH ≧基準値上限の2倍
5. 血小板数≦ 10 万 /mm^3
6. 総 Ca ≦ 7.5 mg/dL
7. CRP ≧ 15 mg/dL
8. SIRS 診断基準[※]における陽性項目数≧ 3
9. 年齢≧ 70 歳

※ SIRS 診断基準項目：(1) 体温＞ 38℃または＜ 36℃、(2) 脈拍＞ 90 回 / 分、呼吸数＞ 20 回 / 分または $PaCO_2$ ＜ 32torr、(4) 白血球数＞ 12,000/mm^3 か＜ 4,000/mm^3 または 10% 幼若球出現

B. 造影 CT Grade

1 炎症の膵外進展度

前腎傍腔	0 点
結腸間膜根部	1 点
腎下極以遠	2 点

1 + 2 合計スコア

1 点以下	Grade 1
2 点	Grade 2
3 点以上	Grade 3

2 膵の造影不良域

膵を便宜的に 3 つの区域(膵頭部, 膵体部, 膵尾部)に分け判定する。

各区域に限局している場合, または膵の周辺のみの場合	0 点
2 つの区域にかかる場合	1 点
2 つの区域全体を占める, またはそれ以上の場合	2 点

重症の判定

予後因子が 3 点以上, または造影 CT Grade2 以上の場合は重症とする。

造影 CT による CT Grade 分類 (予後因子と独立した重症度判定項目)

膵造影不良域 ＼ 膵外進展度	前腎傍腔	結腸間膜根部	腎下極以遠
< 1/3			
1/3 ～ 1/2			
1/2 <			

☐ Grade 1
☐ Grade 2
☐ Grade 3

浮腫性膵炎は造影不良域< 1/3 に入れる。

原則として発症後 48 時間以内に判定する。

(文献 1) より引用)

付録

役に立つ診断基準

[引用文献]
1) 武田和憲, 大槻 眞, 北川元二, 他:急性膵炎の診断基準・重症度判定基準最終改訂案. 厚生労働科学研究補助金難治性疾患克服研究事業難治性膵炎疾患に関する調査研究, 平成 17 年度総括・分担研究報告書. 27-34, 2006.

糖尿病の臨床診断のフローチャート

糖尿病型：血糖値（空腹時 ≧126mg/dL，OGTT2時間≧200mg/dL，
　　　　　随時≧200mg/dL のいずれか）
　　　　　＊HbA1c≧6.5%

糖尿病が疑われる場合は，血糖値と同時にHbA1cを測定する。 同日に
血糖値とHbA1cが糖尿病型を呈した場合には，初回検査だけで糖尿病と
診断する。

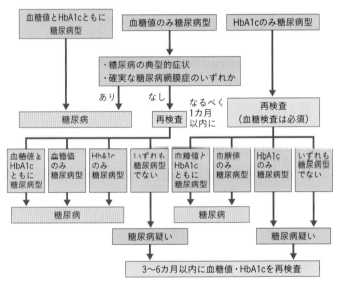

（日本糖尿病対策推進会議　監修：糖尿病 診断と管理の指標に関するリーフレット. より引用）

略語　OGTT：oral glucose tolerance test　経口ブドウ糖負荷試験

糖尿病性ケトアシドーシスと
非ケトン性高浸透圧性昏睡の鑑別

	DKA	NHOC
糖尿病の病態 発症前の既往, 誘因	インスリン依存状態 インスリン注射の中止・減量, 感染症, ストレスなどインスリン抵抗性の増大	インスリン非依存状態 薬剤(利尿薬, グルココルチコイド, 免疫抑制薬), 高カロリー輸液, 脱水, 急性感染症, 肝・腎障害
発症年齢	若年者(30歳以下)が多い 激しい口渇, 多飲, 多尿	高齢者(60歳以上)が多い 特異的な症状に乏しい
前駆症状	体重減少, 著しい倦怠感, 消化器症状(悪心,嘔吐, 腹痛)	倦怠感, 頭痛, 消化器症状
理学所見	脱水(+++), 発汗, アセトン臭, Kussmaul大呼吸, 血圧低下, 頻脈	脱水(+++), アセトン臭(ー), 循環虚脱(++),神経学的所見(けいれん, 振戦など)に富む
生化学所見 　ケトン体 　HCO_3^- 　pH 　Na 　K 　Cl 　BUN/Cr 　浸透圧 　血糖値 鑑別を要する疾患	尿中(+) ～ (+++) ＜10mEq/L ＜7.3 ＜130mEq/Lのことが多い 4.0mEq/L前後 ＜95mEq/Lのことが多い やや高め 正常～ 330mOsm 250～1,000mg/dL 脳血管障害, 低血糖,代謝性アシドーシス,急性胃腸炎, 肝膵疾患,急性呼吸障害	尿中(ー) ～ (+) ≧16mEq/L 7.3～7.4 ≧140mEq/L ≧5.0mEq/Lも少なくない 正常範囲が多い 高値 ≧335mOsm 600～1,500mg/dL 脳血管障害, 低血糖,けいれんを伴う疾患
注意すべき合併症	脳浮腫, 低K血症,腎不全, 急性感染症,急性胃拡張	脳浮腫, 動静脈血栓症, 心不全, 腎不全,低血圧, 急性胃拡張

(日本糖尿病学会編:糖尿病治療ガイド2008-2009より一部引用)

透析療法の開始基準

Ⅰ　臨床症状

1) 体液貯留（全身性浮腫，高度の低蛋白血症，肺水腫）
2) 体液異常（管理不能の電解質・酸塩基平衡異常）
3) 消化器症状（悪心，嘔吐，食欲不振，下痢など）
4) 循環器症状（重篤な高血圧，心不全，心膜炎）
5) 神経症状（中枢・末梢神経障害，精神障害）
6) 血液異常（高度の貧血症状，出血傾向）
7) 視力障害（尿毒症性網膜症，糖尿病性網膜症）

これら1) ～ 7) 小項目のうち3個以上のものを高度（30点），2個を中等度（20点），1個を軽度（10点）

Ⅱ　腎機能

血清クレアチニン（mg/mL） （クレアチニンクリアランス[mL/分]）	点数
8以上（10未満）	30
5〜8未満（10〜20未満）	20
3〜5未満（20〜30未満）	10

Ⅲ　日常生活障害度

尿毒症症状のため起床できないものを高度（30点）
日常生活が著しく制限されるものを中等度（20点）
通勤，通学あるいは家庭内労働が困難となった場合を軽度（10点）

Ⅰ〜Ⅲ項目の合計が60点以上のとき，透析導入の適応とする。ただし，年少者(15歳以下)，高齢者(60歳以上)あるいは高度な全身性血管性血管障害を合併する場合，全身状態が著しく障害された場合などはそれぞれ10点を加算する。

（厚生省厚生科学腎不全対策研究事業, 1993 より引用）

血圧管理

	診察室血圧 (mmHg)	家庭血圧 (mmHg)
75歳未満の成人[*1] 脳血管障害患者 　(両側頸動脈狭窄や脳主幹動脈閉 塞なし) 冠動脈疾患患者 CKD患者(蛋白尿陽性)[*2] 糖尿病患者 抗血栓薬服用中	<130/80	<125/75
75歳以上の高齢者[*3] 脳血管障害患者 　(両側頸動脈狭窄や脳主幹動脈閉 塞あり,または未評価) CKD患者(蛋白尿陰性)[*2]	<140/90	<135/85

*1 未治療で診察室血圧130〜139/80〜89mmHの場合は,低・中等リスク患者では生活習慣の修正を開始または強化し,高リスク患者ではおおむね1カ月以上の生活習慣修正にて降圧しなければ,降圧薬治療の開始を含めて,最終的に130/80mmHg未満を目指す。すでに降圧薬治療中で130〜139/80〜89mmHgの場合は,低・中等リスク患者では生活習慣の修正を強化し,高リスク患者では降圧薬治療の強化を含めて,最終的に130/80mmHg未満を目指す。

*2 随時尿で0.15g/gCr以上を蛋白尿陽性とする。

*3 併存疾患などによって一般に降圧目標が130/80mmHg未満とされる場合,75歳以上でも忍容性があれば個別に判断して130/80mmHg未満を目指す。降圧目標を達成する過程ならびに達成後も過降圧の危険性に注意する。過降圧は,到達血圧のレベルだけでなく,降圧幅や降圧速度,個人の病態によっても異なるので個別に判断する。

(高血圧治療ガイドライン 2019 より引用)

Performance Status (PS) 全身状態の指標

Score	定義
0	全く問題なく活動できる。 発病期と同じ日常生活が制限なく行える。
1	肉体的に激しい活動は制限されるが，歩行可能で，軽作業や座っての作業は行うことができる。 例：軽い家事，事務作業
2	歩行可能で自分の身の回りのことはすべて可能だが作業はできない。 日中の50%以上はベッド外で過ごす。
3	限られた自分の身の回りのことしかできない。 日中の50%以上をベッドか椅子で過ごす。
4	全く動けない。 自分の身の回りのことは全くできない。 完全にベッドか椅子で過ごす。

（文献 1）2）より引用）

抗癌剤の判定基準（RECIST 基準）

完全奏功（complete response；CR）
すべての標的病変の消失。4週間後に確定

部分奏功（partial response；PR）
30%の減少。4週間後に確定

安定（stable disease；SD）
PR基準もPD基準も満たさない

進行（progressive disease；PD）
20%の増加

［文献］
1) Common Toxicity Criteria, Version2.0 Publish Date April 30, 1999
   http://ctep.cancer.gov/protocolDevelopment/electronic_applications/docs/
   ctcv20_4-30-992.pdf
2) JCOG ホームページ http://www.jcog.jp/

代表的なレジメン名

疾患	レジメン名	薬剤名
食道癌	FP	フルオロウラシル (5-FU)，シスプラチン (CDDP)
	DCF	ドセタキセル (DTX)，CDDP，5-FU
胃癌	SP	S-1，CDDP
	XP/T	カペシタビン，CDDP，トラスツズマブ
	XELOX	カペシタビン，オキサリプラチン (L-OHP)
	SOX	S-1，L-OHP
	RAM/PTX	ラムシルマブ，パクリタキセル (PTX)
大腸癌	FOLFOX*	5-FU，レボホリナート (ℓ-LV)，L-OHP
	FOLFIRI*	5-FU，ℓ-LV，イリノテカン (CPT-11)
	FOLFOXIRI	5-FU，ℓ-LV，L-OHP，CPT-11
	XELOX*	カペシタビン，L-OHP
	IRIS	CPT-11，S-1
膵癌	FOLFIRINOX	L-OHP，CPT-11，5-FU，ℓ-LV
	Gn-P	ゲムシタビン (GEM)，パクリタキセルアルブミン懸濁型 (nab-PTX)
小細胞肺癌	PE	CDDP，エトポシド (VP-16)
	IP	CPT-11，CDDP
非小細胞肺癌	TC	PTX，カルボプラチン (CBDCA)
	GP	GEM，CDDP
	PC	ペメトレキセド，CDDP
乳癌	AC	ドキソルビシン (DXR)，シクロホスファミド (CPA)
	FEC	5-FU，エピルビシン (EPI)，CPA
白血病 AML	IDR-Ara-C	イダルビシン (IDR)，シタラビン (Ara-C)
	Ara-C大量	Ara-C
白血病 ALL	L-AdVP	L-アスパラギナーゼ，DXR，ビンクリスチン (VCR)，プレドニゾロン
悪性リンパ腫	R-CHOP	リツキシマブ，CPA，DXR，VCR，プレドニゾロン
	G-CHOP	オビヌツズマブ，CPA，DXR，VCR，プレドニゾロン
	BR	ベンダムスチン，リツキシマブ
ホジキンリンパ腫	ABVD	DXR，ブレオマイシン (BLM)，ビンブラスチン (VLB)，ダカルバジン (DTIC)
多発性骨髄腫	MPB	メルファラン (L-PAM)，プレドニゾロン，ボルテゾミブ
	Ld	レナリドミド，デキサメタゾン
	BCD	ボルテゾミブ，CPA，デキサメタゾン
	BLD	ボルテゾミブ，レナリドミド，デキサメタゾン

AML：急性骨髄性白血病，ALL：急性リンパ性白血病
＊：ベバシズマブが併用される場合がある
・各学会から，治療ガイドラインが公表され，標準的治療が提示されており，投与量や投与間隔についての詳細はガイドラインや文献を参考にして治療を行うこと
・分子標的治療薬の併用は，遺伝子検査や臨床試験成績を参考に適応を判断すること

（浦部晶夫ほか編：今日の治療薬，より引用）

抗菌薬略語一覧表

略語	一般名	商品名
	β-ラクタム系	

●ペニシリン系

略語	一般名	商品名
PCG	ベンジルペニシリン	ペニシリンGカリウム, バイシリンG
ABPC	アンピシリン	ビクシリン
ABPC/SBT	アンピシリン/スルバクタム	スルペラゾン, ユナシン
AMPC	アモキシシリン	サワシリン
AMPC/CVA	アモキシシリン/クラブラン酸	オーグメンチン
PIPC	ピペラシリン	ペントシリン
PIPC/TAZ	ピペラシリン/タゾバクタム	ゾシン

●セフェム系

略語	一般名	商品名
CEZ	セファゾリン	セファメジン
CEX	セファレキシン	ケフレックス
CCL	セファクロル	ケフラール
CTM	セフォチアム	パンスポリン
CMZ	セフメタゾール	セフメタゾン
CTX	セフォタキシム	セフォタックス, クラフォラン
CTRX	セフトリアキソン	ロセフィン
CFDZ	セフジニル	セフゾン
CDTR-PI	セフジトレンピボキシル	メイアクト
CDPX-PR	セフポドキシムプロキセチル	バナン
CAZ	セフタジジム	モダシン
CFPM	セフェピム	マキシピーム

●オキサセフェム系

略語	一般名	商品名
FMOX	フルモキセフ	フルマリン

●カルバペネム系

略語	一般名	商品名
IPM/CS	イミペネム/シラスタチン	チエナム
MEPM	メロペネム	メロペン

●モノバクタム系

略語	一般名	商品名
AZT	アズトレオナム	アザクタム

略語	一般名	商品名
マクロライド系		
AZM	アジスロマイシン	ジスロマック
CAM	クラリスロマイシン	クラリシッド
EM	エリスロマイシン	エリスロシン
リンコマイシン系		
CLDM	クリンダマイシン	ダラシン
キノロン系		
CPFX	シプロフロキサシン	シプロキサン
LVFX	レボフロキサシン	クラビット
テトラサイクリン系		
DOXY	ドキシサイクリン	ビブラマイシン
MINO	ミノサイクリン	ミノマイシン
アミノグリコシド系		
GM	ゲンタマイシン	ゲンタシン
SM	ストレプトマイシン	ストレプトマイシン
KM	カナマイシン	カナマイシン
ABK	アルベカシン	ハベカシン
AMK	アミカシン	ビクリン、アミカシン
グリコペプチド系		
VCM	バンコマイシン	バンコマイシン
TEIC	テイコプラニン	テイコプラニン
オキサゾリシノン系		
LZD	リネゾリド	ザイボックス
環状リポペプチド系		
DAP	ダプトマイシン	キュビシン
ST合剤		
SMX/TMP	スルファメトキサゾール／トリメトプリム	バクタ，バクトラミン

付
録
化学療法の知識

輸液製剤の組成 ＜ざっくり＞

●細胞外液補充液

製品名 (メーカー) 規格mL	電解質 (mEq/L)						pH	浸透圧比
	Na^+	K^+	Ca^{2+}	Cl^-	酢酸⁻	乳酸⁻		
㊝生理食塩水 (各社) 5〜100	154			154			4.5〜8.0	約1
乳酸リンゲル液 ラクテック (大塚工場) 250, 500, 1,000	130	4	3	109		28	6.0〜8.5	約0.9
酢酸リンゲル液 ヴィーンF注 (興和創薬) 500, 1,000	130	4	3	109	28		6.5〜7.5	約1
重炭酸リンゲル液 ビカーボン輸液 (エイワイファーマ) 500	135	4	3	113	HCO_3^- 25		6.8〜7.8	0.9〜1.0

●1号液 (開始液)

> Kを含まないので乏尿，腎機能低下患者さんにも使える。

製品名 (メーカー)	規格mL	電解質			ブドウ糖	熱量	pH	浸透圧比
		Na^+ mEq/L	Cl^- mEq/L	乳酸⁻ mEq/L	g/dL	kcal/L		
ソリタT1号輸液 (エイワイファーマ)	200, 500	90	70	20	2.6	104	3.5〜6.5	約1

●2号液 (脱水補充液)

> 生理食塩水の約半分のNa濃度，張度。1/2は細胞外液を補充し，残りは体液全体を補充する。

製品名 (メーカー)	規格mL	電解質					ブドウ糖	熱量	pH	浸透圧比
		Na^+ mEq/L	K^+ mEq/L	Cl^- mEq/L	乳酸⁻ mEq/L	P mmol	g/dL	kcal/L		
ソリタT2号輸液 (エイワイファーマ)	200, 500	84	10	66	20*	10	3.2	128	3.5〜6.5	約1

* 添加物としてL－乳酸を含むため乳酸⁻濃度は28mEq/L

●3号液 (維持輸液)

> 1日に必要なNa, K, 水が適切に補充できる。

製品名 (メーカー)	規格mL	電解質				ブドウ糖	熱量	pH	浸透圧比
		Na^+ mEq/L	K^+ mEq/L	Cl^- mEq/L	乳酸⁻ mEq/L	g/dL	kcal/L		
ソリタT3号輸液 (エイワイファーマ)	200, 500	35	20	35	20	4.3	172	3.5〜6.5	約1

●4号液 (術後回復液)

製品名 (メーカー)	規格mL	電解質			ブドウ糖	熱量	pH	浸透圧比
		Na^+ mEq/L	Cl^- mEq/L	乳酸⁻ mEq/L	g/dL	kcal/L		
ソリタT4号輸液 (エイワイファーマ)	200, 500	30	20	10	4.3	172	3.5〜6.5	約1

(小松康宏ほか編著：シチュエーションで学ぶ輸液レッスン 改訂第2版, メジカルビュー社, p.24-25, 2015. より引用)

手術で必ず準備するもの

清潔セット

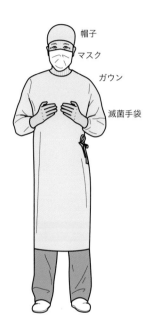

帽子
マスク
ガウン
滅菌手袋

消毒

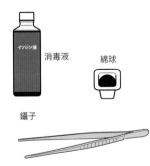

消毒液
綿球
鑷子

基本の手術器具

麻酔

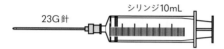

23G針　　シリンジ10mL

局所麻酔薬(1%キシロカイン)

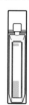

その他

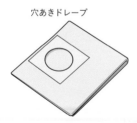

穴あきドレープ

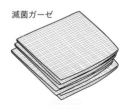

滅菌ガーゼ

メス

円刃　尖刃

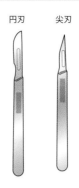

剪刀（はさみ）

クーパー（直）　クーパー（曲）　メーヨー（曲）　メッツェンバーム

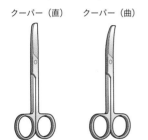
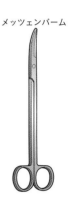

止血鉗子

コッヘル　ペアン　モスキート

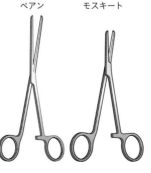

その他の鉗子

ケリー

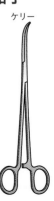

鑷子

有鉤鑷子
（鉤ピン）

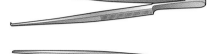

無鉤鑷子

持針器

マッチュー

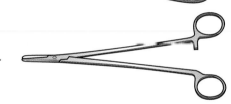

ヘガール

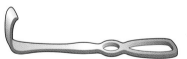

筋鉤

開腹器

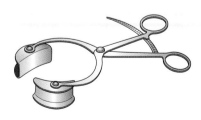

腸ベラ

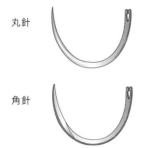

針

丸針

角針

糸の種類

吸収糸	バイクリル	1−0 → 2−0 → 3−0 ・・・数字が大きいほど細い糸
非吸収糸	絹糸	
	ナイロン	

など

覆布(ドレープ)
オイフ

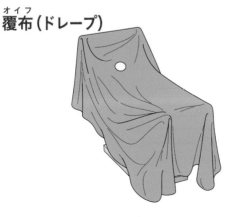

中心静脈（CV）カテーテルキット

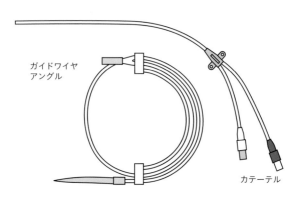

ガイドワイヤ
アングル

カテーテル

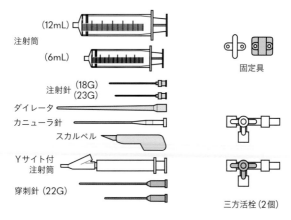

注射筒
（12mL）
（6mL）

注射針 （18G）
（23G）
ダイレータ
カニューラ針
スカルペル

Yサイト付
注射筒
穿刺針（22G）

固定具

三方活栓（2個）

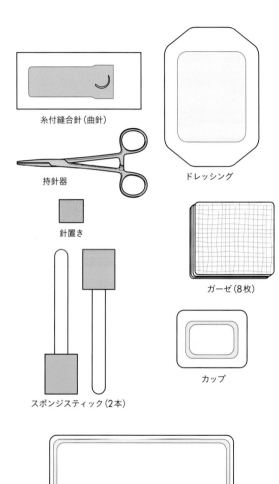

糸付縫合針（曲針）

持針器

ドレッシング

針置き

ガーゼ（8枚）

スポンジスティック（2本）

カップ

トレイ

穿刺・チューブ挿入で共通して準備するもの

腹水や胸水を穿刺・排液するときに用いる

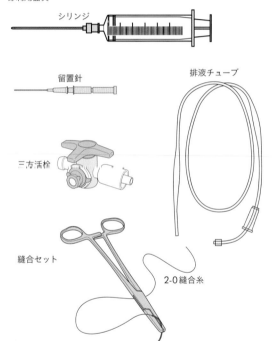

穿刺用器具

シリンジ

留置針

排液チューブ

三方活栓

縫合セット

2-0縫合糸

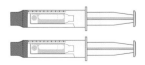

ヘパリン生食（数本用意しておく）

おすすめアプリ

MDCalc Medical Calculator			
開発者	MD Aware, LLC	無料	iOS/Android対応
ほぼすべてのスコアリングが登録されていて，自動計算してくれる。			

https://apps.apple.com/jp/app/mdcalc-medical-calculator/id1001640662
https://play.google.com/store/apps/details?id=com.mdaware.mdcalc&hl=en

HOKUTO 医師・医学生限定臨床支援アプリ			
開発者	HOKUTO CO.,LTD.	無料	iOS/Android対応
ガイドライン，薬剤情報を調べられる。計算ツール，スコアリングコンテンツあり。			

https://apps.apple.com/jp/app/mdcalc-medical-calculator/id1001640662
https://play.google.com/store/apps/details?id=com.mdaware.mdcalc&hl=en

グラム染色アトラス			
開発者	一般財団法人太田綜合病院	無料	iOS/Android対応
グラム染色のパターンが見られる。菌名の正しい発音も聴ける。			

https://apps.apple.com/jp/app/グラム染色アトラス/id923956608
https://play.google.com/store/apps/details?id=jp.or.ohtahp.gramstain&hl=ja

ERのTips			
開発者	hirotaka ando	無料	iOS/Android対応
救急外来で役立つ診断基準や頭部CT・MRAの解剖などの情報がわかる。			

https://apps.apple.com/jp/app/erのtips/id556001871
https://play.google.com/store/apps/details?id=appinventor.ai_yfd51885.ernotips&hl=ja

今日の治療薬2020			
南江堂（医書.jp/m2plus）		4,600円＋税	iOS/Android対応
解説，薬剤画像，添付文書，併用禁忌が確認できる。			

https://store.isho.jp/search/detail/productId/2005220880
https://www.m2plus.com/o/page/applicationstore/about.html

よく使う便利な WEB

今日の臨床サポート	
エルゼビア・ジャパン	14,800円＋税/年（個人）
二次文献データベース。診断アルゴリズム，検査情報，エビデンスリストを参照できる。	

https://clinicalsup.jp/jpoc/trialentry.aspx

 p.34「おすすめアプリ」，p.47「おすすめサイト」もみてね

わたしたちが参考にした本

■ イヤーノート 2021 内科・外科編，メディックメディア，2020.

■ 福井次矢，高木誠，小室一成　編集：今日の治療指針 2020 年版，医学書院.

■ 矢崎義雄 監修：新臨床内科学 第 10 版，2020.

■ 診察と手技がみえる vol.1・2，メディックメディア，2007・2010.

■ 聖路加国際病院内科チーフレジデント 編集：内科レジデントの鉄則 第 3 版，医学書院，2018.

■ 井上賀元 編集代表：当直医マニュアル 2020 第 23 版，医歯薬出版，2020.

■ 林 寛之 編著：あなたも名医！ もう困らない救急・当直 ver.3，jmedmook51，日本医事新報社，2017.

■ 金城光代，金城紀与史，岸田直樹 編集：ジェネラリストのための内科外来マニュアル 第 2 版，医学書院，2017.

■ 清田雅智 監修，上田剛士 編集：ホスピタリストのための内科診療フローチャート 第 2 版 ─専門的対応が求められる疾患の診療の流れとエビデンス─ シーニュ，2019.

■ 藤村昭夫 編集：症状と患者背景にあわせた頻用薬の使い分け 改訂版，羊土社，2015.

■ 岩田健太郎 著：抗菌薬の考え方，使い方 ver.4，中外医学社，2018.

■ 青木 眞 著：レジデントのための感染症診療マニュアル 第 3 版，医学書院，2015.

■ 山本一彦 編集：改訂第 3 版ステロイドの選び方・使い方ハンドブック，羊土社，2018.

■ 畑 啓昭 編：レジデントノート増刊 Vol.14 No.17 外科の基本─手術前後の患者さんを診る，羊土社，2013.

■ American Heart Association：ACLS プロバイダーマニュアル AHA ガイドライン 2015 準拠，シナジー.

■ 讃岐美智義 著：麻酔科研修チェックノート 改訂第 6 版，羊土社，2018.

索引

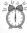

著者略歴

青野　抄子
六本木ヒルズクリニック婦人科

当時流行していた医療ドラマでキラキラ輝いている医師に憧れて日本大学医学部へ入学。2007年卒。日本大学医学部附属板橋病院で初期臨床研修をスタート。スーパーローテーションで各科を回るが，どの科も楽しく入局に迷う。将来どんな医師になりたいかを考え，「女性の悩みをサポートするかかりつけ医」をイメージできたことで悩みが解消し，産婦人科医を目指す。2009年昭和大学医学部産婦人科に入局。入院の妊娠管理・分娩や婦人科手術を徹底的に学ぶ。次第に外来業務も行うようになり，医局人事で大和徳洲会病院や東芝病院で勤務。入局5年目で産婦人科専門医となる。無我夢中で働いていたが，オンノスギネコロジーへの興味が強くなったこと，また，正直当直が辛くなってきたこともあり，入局9年目の異動のタイミングで医局を辞め現在の六本木ヒルズクリニック婦人科へ転籍した。現在は女性ヘルスケア専門医として勤務している。

秋田　護
Wi clinic 銀座院　院長

2007年日本大学医学部卒。日本大学医学部附属板橋病院にて2年間の初期研修の後，日本大学医学部整形外科学教室に入局。
日本整形外科学会専門医，医学博士を取得した後，2016年大学医局を退局。NGOに所属し東南アジアの途上国の中でも最貧国に分類されるラオス，カンボジア等で医療ボランティア活動に参加。さまざまな制約の中で医療とは何なのかを考えることになる。今まで日本で見てきた医療は特殊で限定的なものだったことに気づく。帰国後は国際協力，途上国支援，講演活動を行う。また地方での訪問診療や，医療ベンチャーの立ち上げに従事。
2019年Wi clinic 銀座院院長に就任。現在に至る。

池田　迅
日本大学病院内科

2007年日本大学医学部卒。日本大学医学部附属板橋病院で2年間の初期
研修及び1年間の内科後期研修。その後，より幅広い患者さんへの診療
を学ぶため，ER診療で有名な福井大学医学部附属病院救急部へ2年間
所属する。途中，長崎大学熱帯医学研究所にて3カ月間の熱帯医学研修。
長野・東京での3次救命救急センターを経て，現在も勤務する日本大学
医学部附属板橋病院総合内科へ。総合内科専門医，老年病専門医を取得
し，2017年日本大学医学部大学院を卒業。今年度，糖尿病専門医及び
内分泌専門医を取得予定。また，2019年一般社団法人ポリファーマシー
協会を設立し，ポリファーマシーの啓蒙活動を行っている。

諸岡　雅子
池羽レディースクリニック　（産婦人科）

2007年日本大学医学部卒。日本大学医学部附属板橋病院で2年間の初
期研修。子供のころ，母から「産婦人科のお医者さんが女性だったらかか
りやすいのに」と聞いた記憶から漠然と産婦人科医を志す。初期研修中
に女性の患者さんや赤ちゃんと接することが好きだと再確認して産婦人
科を選択。2009年学生の頃からお世話になっていた正岡直樹先生のもと
で学びたいと考え，東京女子医科大学八千代医療センター母体胎児科・
婦人科で後期研修を開始。2010年第1子出産。2012年第2子出産。
2013年1年遅れで産婦人科専門医を取得。
出産後は，子育てと仕事の両立は大変難しく，医師としての経験の未熟
さも加わって悩みの多い時期であった。しかし，周囲の先生方や家族の
サポートのおかげで，何とか後期研修を修了することができた。
2014年地元の茨城県に戻り，池羽レディースクリニックの非常勤勤務医
となり，現在も明るく温かいクリニックの皆さんに囲まれて，分娩・手
術・婦人科診療とさまざまな経験をさせていただいている。

新井　由佳利
日本大学医学部形成外科専修医

2018年日本大学医学部卒。2020年日本大学医学部附属板橋病院　選択重点プログラム修了。

形成外科は病気が原因で失ってしまったものを再建することで患者さんを救う,とてもクリエイティブな科です。私は元々何かを作ることが好きだったので,形作ることによって困っている方の力になってあげられる医療があるということに非常に感動し,この道に進もうと決めました。

形成外科は専門性の高い分野にはなりますが,研修医時代に他科で学んだ知識が必要なかったとはまったく思いません。この先,様々な年代や背景をもつ患者さんの診療を行っていく上で,いろんな視点からみた診療の経験がきっと役立つと思います。

進む科を決めている方も決めていない方も,研修ローテートでの経験を将来の自分へのスキルアップにしていただければ幸いです。

市川　智香子
日本大学医学部糖尿病代謝内科専修医

2018年日本大学医学部卒。日本大学病院にて2年間の初期臨床研修を終え,日本大学医学部附属板橋病院にて内科専門研修プログラム中。

私自身,先輩から紹介され購入した本書に微力ながら携わらせて頂くことになり,読んでいた時の気持ちを思い出しながら取り組みました。第2版までは紙カルテのみに対応した内容でしたが,今回の改訂では,電子カルテにも対応できるようにしました。利便性が増し,より実践的になったと思います。

研修医の頃,私は漠然と内科系医師になることを考えながら各科を回りました。糖尿病・代謝内科では,患者さんの生活背景や家庭環境を考慮しながら診療を行う点に魅力を感じました。また,比較的ライフワークバランスが図りやすく,家庭を大切にしながら医師として長く働くことができると思い,現在専門医を目指して勤務しています。

働き始める際は何もわからず不安な気持ちも大きいと思います。本書はまさにその時期を乗り越えるためのものです。ぜひご活用ください！

中山　裕貴
長崎大学病院医療教育開発センター専修医

2018年日本大学医学部卒。日本大学病院初期臨床研修プログラム修了。現在は，感染症内科医を志望し長崎大学病院にて内科専門研修プログラム中。

研修医として働き始めて病棟業務に慣れるまでの最初の3カ月間が一番しんどい時期でした。下剤や痛み止めを処方するだけでも緊張していた，あの頃の自分が持ち運びたいと思うような本に改訂できたでしょうか。感染症は臓器・疾患にかかわらず生じるので，どの科を研修しても必ず経験します。一方で，抗菌薬を"雑"に使っても治ることも多いので感染症は不適切に治療されがちです。しかし，その不適切な治療が耐性問題を引き起こし，将来，有効な抗菌薬を狭めていく深刻な問題となっています。自分たちの未来のために，上級医の治療を鵜呑みにせずに「自分で勉強することが重要」な分野であると痛感しています。皆さんも，初期研修期間中にぜひ成書で勉強して身に付けてください。

松田　慶士
日本大学医学部耳鼻咽喉・頭頸部外科専修医

2018年日本大学医学部を首席で卒業。日本大学病院で2年間初期臨床研修を行い，その後日本大学医学部耳鼻咽喉・頭頸部外科学分野に入局。耳鼻咽喉・頭頸部外科は幅広い知識が必要であるが，聴覚・平衡覚・味覚・嗅覚などの感覚，嚥下機能，発声といった人間が生活するうえで重要な部分を占めていると感じ耳鼻咽喉・頭頸部外科の道へ進むことを決めました。

初めての臨床現場で戸惑っている研修医の先生方も多いかと思います。本書を改訂するにあたり，初期研修中に私たちが知りたかったことや実際困ったことなどを，できる限りわかりやすく記載できるように努めました。ページ数の関係で省いた項目など多々ありますが，本書が研修生活の一助になることを願っています。

第3版
臨床研修　わたしたちのなんでも手帖

2009年9月1日	第1版第1刷発行	
2013年2月10日	第6刷発行	
2013年10月1日	第2版第1刷発行	
2018年7月20日	第5刷発行	
2020年10月1日	第3版第1刷発行	

■**監　修**　正岡直樹　まさおかなおき

■**発行者**　三澤　岳

■**発行所**　**株式会社メジカルビュー社**
〒102　0045 東京都新宿区市谷本村町2　30
電話　03(5228)2050(代表)
ホームページ http://www.medicalview.co.jp/

営業部　FAX　03(5228)2059
　　　　E-mail　eigyo@medicalview.co.jp

編集部　FAX　03(5228)2062
　　　　E-mail　ed@medicalview.co.jp

■**印刷所**　シナノ印刷株式会社

ISBN978-4-7583-1790-0　C3047

© MEDICAL VIEW, 2020.　Printed in Japan